Sitzungsberichte
der Akademie der Wissenschaften
der DDR
Mathematik — Naturwissenschaften — Technik

Jahrgang 1983 · Nr. 4/N

Robert Koch

Zum 100. Jahrestag der Entdeckung des Tuberkuloseerregers

AKADEMIE-VERLAG · BERLIN
1983

Vorträge und Diskussionsbeiträge der
wissenschaftlichen Festsitzung des Plenums
und der gemeinsamen Sitzung der Klassen
Medizin und Biowissenschaften der AdW der DDR
am 18. März 1982

Herausgegeben im Auftrage
des Präsidenten der Akademie
der Wissenschaften der DDR
von Vizepräsident Prof. Dr. Heinrich Scheel

ISSN 0138-3956
Erschienen im Akademie-Verlag, DDR-1086 Berlin, Leipziger Str. 3—4

Lizenznummer: 202 · 100/66/83
Printed in the German Democratic Republic
Gesamtherstellung: VEB Druckhaus Köthen
LSV 1305
Bestellnummer: 763 266 2 (2010/83/4/N)
DDR 8,— M

Inhalt

Werner Köhler

Robert Koch (1843–1910) und die Erforschung tropischer Infektionskrankheiten*

Vor 22 Jahren stand mein Lehrer, Johannes Kathe, an dieser Stelle, um des 50. Todestages von Robert Koch zu gedenken, und er stand hier, wie er sagte: „in vollem Bewußtsein der Schwere dieser Aufgabe, in einer flüchtigen Stunde

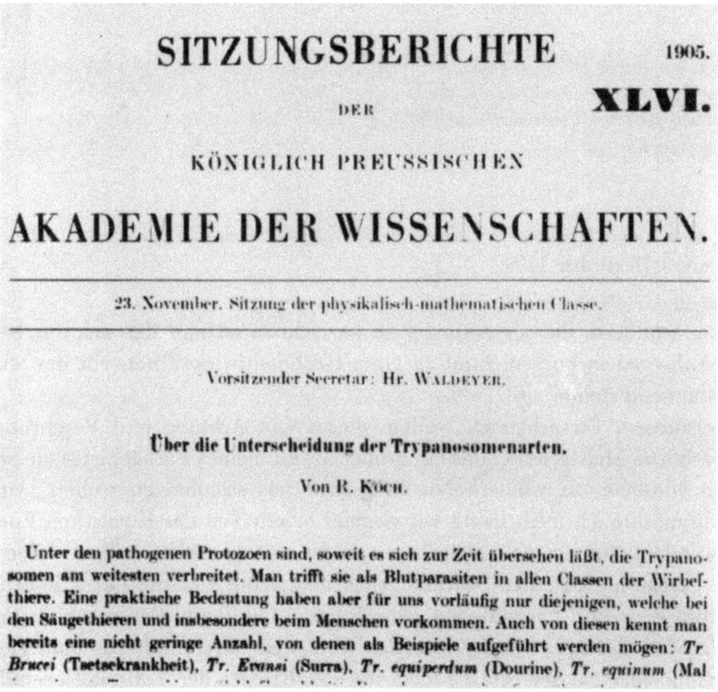

SITZUNGSBERICHTE 1905.

DER XLVI.

KÖNIGLICH PREUSSISCHEN

AKADEMIE DER WISSENSCHAFTEN.

23. November. Sitzung der physikalisch-mathematischen Classe.

Vorsitzender Secretar: Hr. Waldeyer.

Über die Unterscheidung der Trypanosomenarten.

Von R. Koch.

Unter den pathogenen Protozoen sind, soweit es sich zur Zeit übersehen läßt, die Trypanosomen am weitesten verbreitet. Man trifft sie als Blutparasiten in allen Classen der Wirbelthiere. Eine praktische Bedeutung haben aber für uns vorläufig nur diejenigen, welche bei den Säugethieren und insbesondere beim Menschen vorkommen. Auch von diesen kennt man bereits eine nicht geringe Anzahl, von denen als Beispiele aufgeführt werden mögen: *Tr. Brucei* (Tsetsekrankheit), *Tr. Evansi* (Surra), *Tr. equiperdum* (Dourine), *Tr. equinum* (Mal

Abb. 1 Vortrag Robert Kochs in der Akademie der Wissenschaften: „Über die Unterscheidung der Trypanosomenarten“ am 23. November 1905

* Erweiterte Fassung eines Vortrages im Plenum der Akademie der Wissenschaften der DDR am 18. 3. 1982, anläßlich der Festsitzung zur 100. Wiederkehr des Tages der Bekanntgabe der Entdeckung des Tuberkulose-Erregers am 24. 3. 1882 durch Robert Koch.

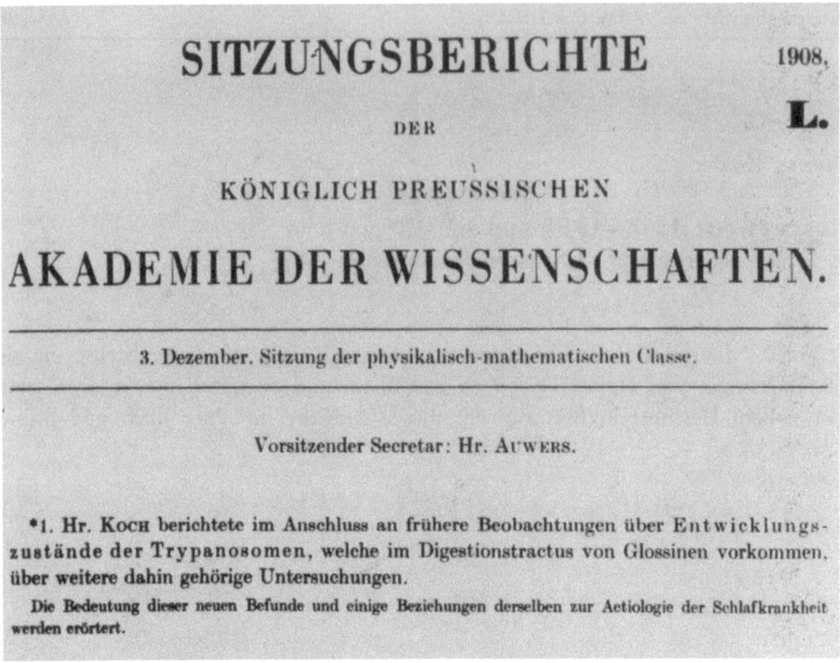

SITZUNGSBERICHTE 1908. L.

DER

KÖNIGLICH PREUSSISCHEN

AKADEMIE DER WISSENSCHAFTEN.

3. Dezember. Sitzung der physikalisch-mathematischen Classe.

Vorsitzender Secretar: Hr. AUWERS.

*1. Hr. KOCH berichtete im Anschluss an frühere Beobachtungen über Entwicklungszustände der Trypanosomen, welche im Digestionstractus von Glossinen vorkommen, über weitere dahin gehörige Untersuchungen.

Die Bedeutung dieser neuen Befunde und einige Beziehungen derselben zur Aetiologie der Schlafkrankheit werden erörtert.

Abb. 2 Notiz über einen KOCHschen Vortrag in der physikalisch-mathematischen Classe der Akademie am 3. Dezember 1908

einen Mann zu schildern, der als einmalig zu bezeichnen ist und der sich aus bescheidensten Anfängen in kurzem Lauf zu einer Größe entwickelt hat, vor der wir in Ehrfurcht staunend stehen" [6].

Es wäre vermessen, versuchen zu wollen, dieses von Achtung und Verehrung getragene sprachliche Meisterwerk, das ein großer Mann meines Fachgebietes einem noch größeren widmete, zu wiederholen oder ähnliches schaffen zu wollen. Aus diesem Grunde möchte ich mich heute vorwiegend einem Teil der KOCHschen Forschungen zuwenden, die bei KOCH-Ehrungen meist nur gestreift werden, seinen Arbeiten mit Erregern tropischer Seuchen. Dies mag seine Ursache darin haben, daß die Ergebnisse dieser Forschungen dem breiten Publikum weniger bekannt wurden; die großen Erfolge, wie die Arbeiten über den Milzbrand, zur bakteriologischen Technik oder gar wie die Entdeckung der Erreger der Tuberkulose und der Cholera, sind hier nicht zu verzeichnen.**

Unsere Akademie hat aber besondere Beziehungen zu den tropenmedizinischen Studien KOCHS. Von den vier Vorträgen, die er in der Akademie hielt, sind zwei den Trypanosomen gewidmet (Abb. 1, 2). Daß er sich diesen Fragen in der Aka-

** Eine Übersicht des KOCHschen Gesamtwerkes bei [11, 12].

demie besonders zuwandte, ist verständlich, denn ROBERT KOCH wurde erst spät als Akademiemitglied gewählt, im Jahre 1904, und zu dieser Zeit galt sein Hauptinteresse der Malaria und der Schlafkrankheit.

Lassen Sie mich aber zunächst einige Worte über den Lebensweg KOCHS sagen, denn nur aus diesem werden seine Beiträge zur Erforschung tropischer Infektionskrankheiten verständlich.

ROBERT KOCH wurde am 11. Dezember des Jahres 1843 als drittes von 13 Kindern in der kleinen Harzstadt Clausthal geboren (Abb. 3). Väterlicherseits entstammt er einer Bergmannsfamilie. Der Urgroßvater begann als Bergmann und starb 1808 als Senator, der Großvater endete seine Tätigkeit als Vize-Oberbergmeister. Der Vater begann wiederum als Bergknappe. Dank seines Fleißes und seiner Begabung avancierte er über den Steiger zum Bergassessor, bis ihm 1835 die Aufsicht über den gesamten Bergbau des Oberharzes übertragen und der Rang eines Bergrates verliehen wurden. Die Familie der Mutter MATHILDE BIEWEND läßt sich bis in das 13. Jahrhundert zurückverfolgen. Seit dieser Zeit waren sie alle als Huf- und Waffenschmiede in Salzgitter ansässig.

Von den älteren Geschwistern wurde ROBERT das Lesen und Schreiben heimlich beigebracht, so daß ihn die Eltern bereits mit $4^1/_2$ Jahren zur Schule schickten, die er dann allerdings 14 Jahre, von 1848–1862 besuchte. Ein Prüfungstyp war er

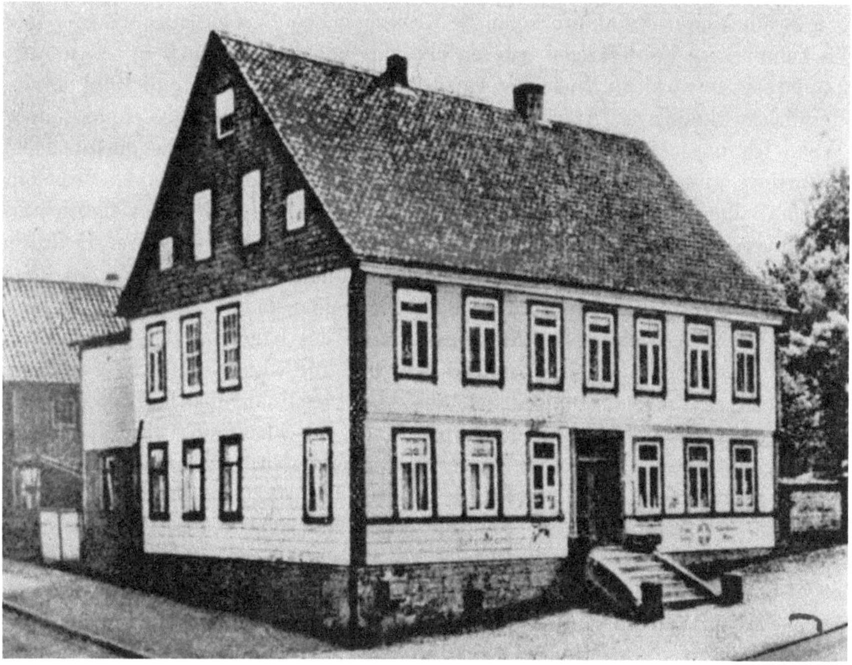

Abb. 3 KOCHS Geburtshaus in Clausthal

wohl nicht, denn das Urteil des Schuldirektors ELSTER über den deutschen Aufsatz zur Maturitätsprüfung mit dem Titel: „Wie Odysseus den Streit um die Bestattung des Ajax entscheidet" hatte folgenden Wortlaut: „Diese Arbeit scheint im Vergleich zu früheren Schulaufsätzen dem Koch minder gelungen, namentlich was die Sicherheit und das richtige Maß im Urtheile betrifft. Auch der Ausdruck zeigt nicht überall die wünschenswerte Sorgfalt. Jedoch sieht man ein hinreichendes Verständnis und die Fähigkeit, Besseres zu leisten, und insofern wollen wir das Prädikat „befriedigend" vorschlagen".

Wenn man das Reifezeugnis in den heutigen Sprachgebrauch transponiert, dann schloß er die Maturitätsprüfung mit dem Notendurchschnitt 2,5 ab.

KOCH entschloß sich zunächst, Gymnasiallehrer zu werden, da ihm dieser Weg am schnellsten zu einer Lebensstellung zu führen schien. Er bezog 1862 die Universität Göttingen, belegte aber bereits im zweiten Semester medizinische Fächer, da ihm der Lehrerberuf doch nicht die volle Befriedigung zu gewähren versprach. Zu seinen Lehrern gehörte der Chemiker WÖHLER und der Anatom HENLE (Abb. 4), in dessen 1840 erschienenem Werke „Von den Miasmen und Kontagien und von den miasmatisch-kontagiösen Krankheiten" die ersten, allerdings unscharf formulierten Hinweise auf die später sogenannten KOCH-HENLEsche Postulate gegeben sind. Danach kann man einen Mikroorganismus erst dann als ursächlichen Erreger einer Krankheit ansehen, wenn er sich 1. regelmäßig bei der in Frage stehenden Krankheit nachweisen läßt, wenn er sich 2. in Reinkultur isolieren läßt und wenn man 3. mit diesem Reinkulturkeim die Krankheit beim Versuchstier wieder erzeugen kann. Diese Forderungen wurden erstmals von ROBERT KOCH in seiner Milzbrandarbeit verwirklicht. In seiner Antrittsrede, die er erst am 1. Juli 1909 in einer öffentlichen Sitzung der Akademie hielt, sagt KOCH zu seinen Universitätsstudien: „Wenn ich nunmehr dazu übergehe, dem akademischen Brauche entsprechend, von meiner wissenschaftlichen Laufbahn und insbesondere von meinen Beziehungen zur Bakteriologie zu berichten, so möchte ich zunächst erwähnen, daß ich auf der Universität keine unmittelbare Anregung für meine spätere wissenschaftliche Richtung empfangen habe, einfach aus dem Grunde, weil es damals noch keine Bakteriologie gab. Dennoch möchte ich einiger meiner damaligen Lehrer in Dankbarkeit gedenken, nämlich des Anatomen Henle, des Klinikers Hasse und besonders des Physiologen Meißner, welche den Sinn für wissenschaftliche Forschung in mir geweckt haben". Im sechsten Semester bietet ihm der Pathologe KRAUS bereits eine volle Assistentenstelle an und KOCH entschließt sich, eine noch ungelöste Preisaufgabe der Göttinger Universität aufzugreifen: „Über das Vorkommen von Ganglienzellen an den Nerven des Uterus". Die praktischen Arbeiten wurden im HENLEschen Institut durchgeführt und dem Vater, dem er „als Ausdruck seiner Zuneigung und Dankbarkeit diese erste Frucht seiner Studien" widmet, kann er 1865 freudestrahlend berichten, daß ihm und seinem Conabiturienten POLLE, der sich gleichfalls mit einer Arbeit beteiligt hatte, je ein Preis zuerkannt sei. Bei GEORG MEISSNER, dessen ROBERT KOCH in seiner Antrittsrede gedachte, fertigte er die Doktorarbeit an: „Über das Entstehen der Bernsteinsäure im menschlichen

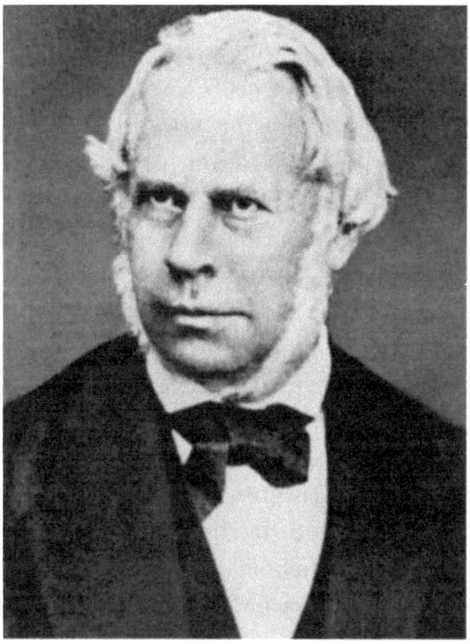
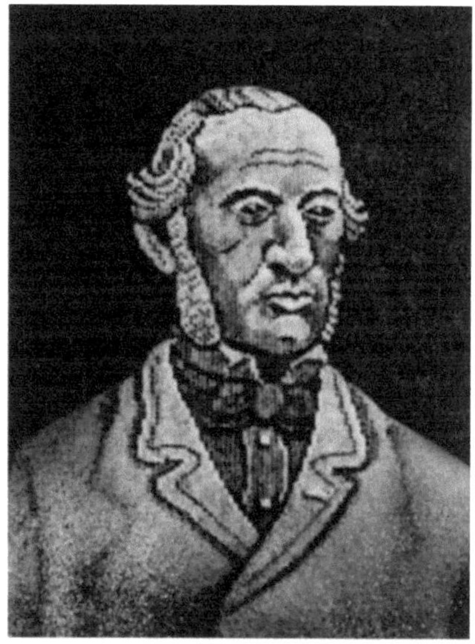
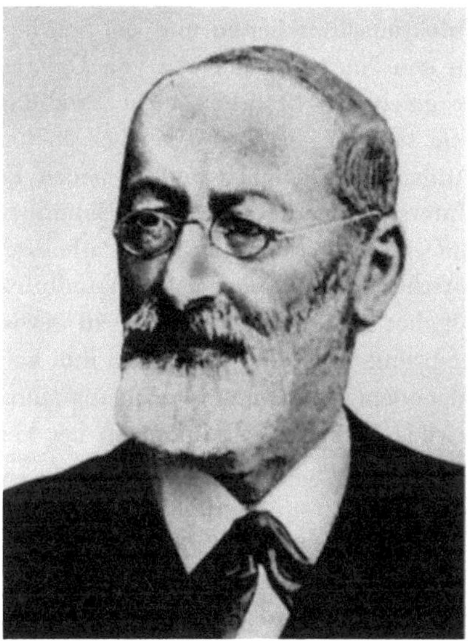
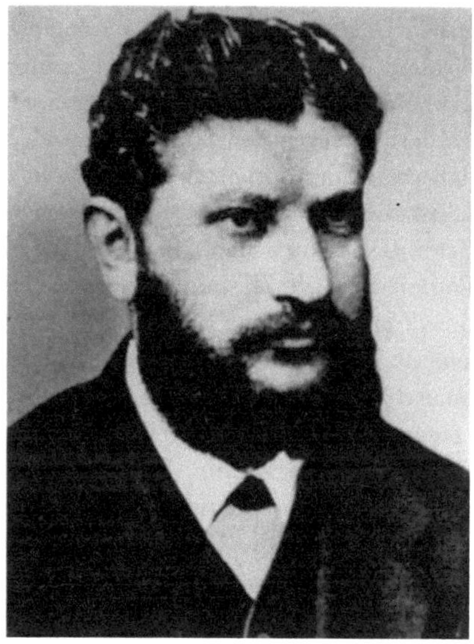

Abb. 4 Jacob Henle (1809–1885), Anatom in Zürich, Heidelberg, Professor für pathologische Anatomie in Göttingen ab 1852

Abb. 5 Casimir-Joseph Davaine (1812–1882)

Abb. 6 Ferdinand Cohn (1828–1898), Botaniker in Breslau

Abb. 7 Julius Cohnheim (1839–1884), Pathologe in Kiel, Breslau und Leipzig

Organismus". Die Arbeit erscheint im gleichen Jahre wie die Preisschrift in der von HENLE und PFEUFER herausgegebenen „Zeitschrift für rationelle Medizin". Im folgenden Jahr legt KOCH das Fakultätsexamen, die Doktorprüfung ab. Ehe er im März 1866 in Hannover sein Staatsexamen absolvierte, das die Voraussetzung für eine praktische ärztliche Tätigkeit war, begab er sich nach Berlin, um sich weiter auszubilden. Er verliert aber schon nach 1 Woche den Mut und schreibt an den Vater: „Die Einrichtungen sind hier alle in viel zu großem Maßstabe angelegt, so daß der Einzelne mit seinen Interessen vollständig verschwindet". Enttäuscht verläßt er nach 3 Wochen Berlin. Es folgen nun einige Wanderjahre als praktischer Arzt in Hamburg, in Langenhagen bei Hannover, in dem er gleichzeitig als Anstaltsarzt tätig war, in Braetz bei Frankfurt/O., Niemegk bei Belzig und Rakwitz in der damaligen Provinz Posen. Die unsteten Jahre des Umherziehens finden 1872 ihr vorläufiges Ende in Wollstein, einer kleinen Kreisstadt, in der er sich mit seiner Familie, der Frau Emmy und der 3jährigen Tochter Gertrud, als Kreisphysikus und praktischer Arzt niederließ. Es beherbergte ihn 8 Jahre als vielbeschäftigten und bei den Patienten außerordentlich beliebten Arzt. In Wollstein, in dem noch heute stehenden und ein kleines Robert-Koch-Museum beherbergendes Haus in Wolsztyn, wurden die Grundlagen der medizinischen Bakteriologie geschaffen. Auf diesem festgefügten Fundament ruhen noch heute die bakteriologische Diagnostik, die Epidemiologie der Infektionskrankheiten und die Seuchenbekämpfung. In kurzer Zeit erbrachte KOCH den Nachweis, daß die von DAVAINE (Abb. 5) im Blute milzbrandkranker Tiere gesehenen Stäbchen nicht Produkte, sondern Erreger der Krankheit sind, daß sie sich im Tierkörper vermehren und daß die Dauerformen, die Sporen, in der Außenwelt überleben und zu neuen Erkrankungen führen. Ermutigt durch die Unterstützung des Breslauer Botanikers FERDINAND COHN (Abb. 6) und die bewundernde Anerkennung des Pathologen COHNHEIM (Abb. 7) wandte er sich der Erforschung der Ätiologie der Wundinfektionskrankheiten zu. Er stellte sich die Aufgabe: „Aufklärung darüber zu gewinnen, ob die Wundinfektionen parasitären Ursprungs sind oder nicht". Da ihm kein menschliches Untersuchungsmaterial in genügendem Umfang zur Verfügung stand, erzeugte er den Wundinfektionen des Menschen ähnliche Erkrankungen bei Versuchstieren und konnte die parasitäre Natur bestätigen. Die Lücke in KOCHS Beweisführung, das menschliche Untersuchungsmaterial, wurde schon 1 Jahr später von dem Engländer OGSTON (Abb. 8) gefüllt, der unter peinlicher Anwendung der KOCHschen Methodik, die er gleichfalls in Wollstein ausgearbeitet hatte, den Beweis für die bakterielle Ursache der Wundinfektionen führen konnte. In wenigen Jahren hatte KOCH so Bedeutendes geleistet, daß dies allein ihn schon unter die großen Forscher seiner Zeit eingereiht hätte. Aus den Jahren 1876–1878 liegen die drei grundlegenden Arbeiten zur Ätiologie des Milzbrandes, zur bakteriologischen Methodik: „Verfahren zum Untersuchen, zum Konservieren und Photographieren der Bakterien" und zur Ätiologie der Wundinfektionskrankheiten vor. Die Arbeitsintensität wird nur verständlich, wenn wir seine Abneigung vor arbeitsfreien Tagen kennen, die er im Alter noch besitzt. KOCHS Mitarbeiter, der später

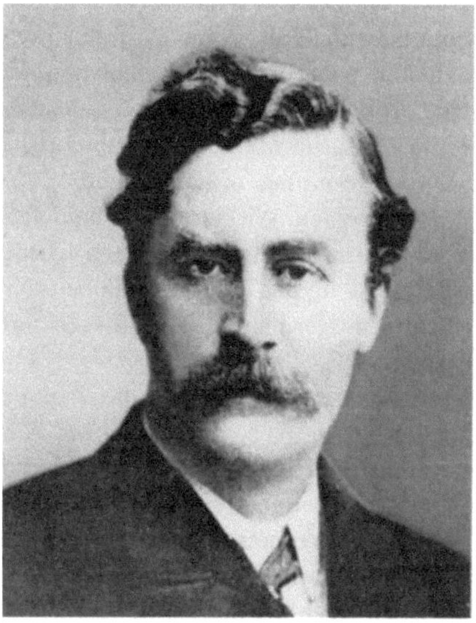

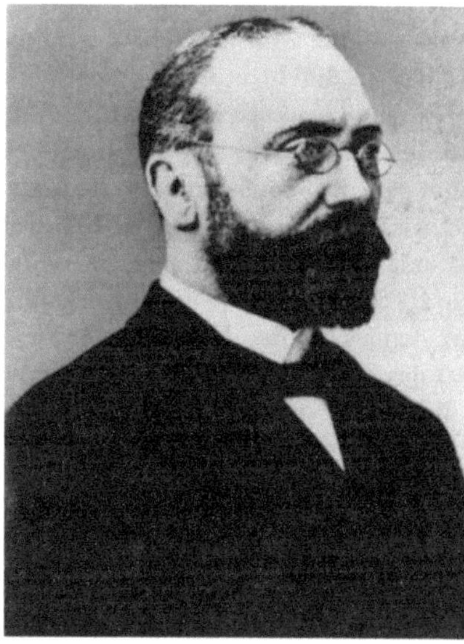

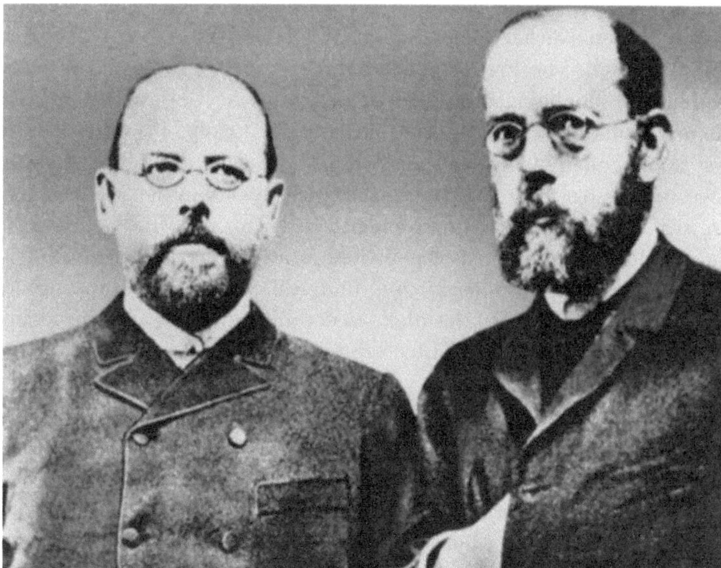

Abb. 8 Alexander OGSTON (1844–1929), Chirurg in Aberdeen
Abb. 9 Georg GAFFKY (1850–1918). Ordinarius für Hygiene in Giessen (1888), ab 1904 Nachfolger KOCHS im Institut für Infektionskrankheiten
Abb. 10 Robert KOCH (re.) und Friedrich LOEFFLER (1852–1915), Ordinarius für Hygiene in Greifswald, 1913–1915 Nachfolger GAFFKYS im Institut für Infektionskrankheiten

so berühmte Tropenarzt Friedrich-Karl Kleine berichtet in seinen Erinnerungen: „Koch's starke Mißstimmung gegen eine Sonntagsruhe trat schon in Berlin deutlich hervor. Im Institut für Infektionskrankheiten wünschte er einst am Sonntag Dr. N. und Prof. F. zu sprechen. Auf meine Antwort, beide Herren seien nicht anwesend, schüttelte er verwundert den Kopf: „Manche Menschen glauben, Gott damit einen Gefallen zu erweisen, wenn Sie am Sonntag nicht arbeiten."" [7] Das wissenschaftliche Ansehen Kochs drang über seinen Wirkungskreis bald hinaus und es konnte nicht ausbleiben, daß er zu größeren Aufgaben berufen wurde. Am 10. Juli 1880 trat er als Ordentliches Mitglied in das Reichsgesundheitsamt ein, damals in der Luisenstraße 57, der heutigen Hermann-Matern-Straße und jetzt das Zentralinstitut für Bibliothekswesen beherbergend.

Mit seinen ersten Mitarbeitern, Georg Gaffky (Abb. 9), der später das Typhusbakterium erstmals isolierte, und Friedrich Loeffler (Abb. 10), dem Entdecker der Erreger von Diphtherie, Rotz, Schweinerotlauf und Maul- und Klauenseuche, führte Koch das Laboratorium in kurzem Lauf zu einer international berühmten Forschungsstätte. Grundlage für die Erfolge war die Verbesserung der Methoden der Bakterienfärbung und der Kultivierung auf durchsichtigen, festen Nährböden, zunächst unter Verwendung von Gelatine. Später wurde auf Vorschlag seines Mitarbeiters Hesse der nicht schon bei Zimmertemperatur flüssig werdende Agar verwendet, ein in den Tropen als Geliermittel für Tortenguß verwendetes Polysaccharid aus Algen. Diesen Küchentip übernahm Wilhelm Hesse von seiner Frau Angelina, die ihn ihrerseits von Freunden aus Sumatra erhalten hatte. Diese festen Nährböden waren eine unabdingbare Voraussetzung für die Gewinnung und die weitere Arbeit mit Reinkulturen und nur damit sind die Erfolge bakteriologischer Forschung der kommenden Jahre verständlich. Dem folgte die „fundamentale Um- und Neugestaltung der ganzen Lehre von der Desinfektion, die Ausarbeitung der Methoden zur Prüfung der desinfizierenden Agentien, mit Hilfe welcher die Leistungsfähigkeit der verschiedenen chemischen und physikalischen Desinfektionsmittel unschwer ermittelt werden konnte, und schließlich die Einführung des strömenden Wasserdampfes in die Desinfektionstechnik an Stelle der bis dahin ausschließlich verwendeten trockenen Hitze". So schildert es Loeffler in seinen Erinnerungen an Koch [8].

Als Koch, begleitet von Gaffky und Loeffler, nach nur einjähriger Arbeit im Reichsgesundheitsamt, diese Methoden der Färbung, der Mikrophotographie und der Kultivierung auf festen Nährböden, beim internationalen medizinischen Kongreß 1881 in London demonstrierte, führte dies zu dem bekannten Glückwunsch Pasteurs „C'est un grand progrès, Monsieur". Die Begegnung Pasteurs und Kochs wurde von Josef Lister vermittelt, was, wie der Biograph Lord Listers, Sir John Godlee, schreibt: „an sich kein kleiner Erfolg war, da Pasteur den Krieg nie vergessen konnte." [5] Wenige Tage nach der Rückkehr von diesem Londoner Kongreß begann Koch mit der Suche nach dem Tuberkuloseerreger. Aus den noch vorhandenen Protokollen ergibt sich, daß er am 18. August 1881 zwei Meerschweinchen mit tuberkulösem Material eines spontan erkrankten Affen impfte und daß er Anfang Oktober die ersten sicheren Reinkulturen in den Händen hielt. Am 24. März 1882 hielt KOCH in der Berliner Physiologischen Gesellschaft den Vortrag, dessen 100. Jahrestag Anlaß für die diesjährige ROBERT-KOCH-Ehrung ist: „Ueber Tuberkulose". Der Titel ließ zunächst nichts von dem Vorzutragenden ahnen und trotzdem war der Sitzungsraum, es ist der heutige Lesesaal des Instituts für Medizinische Mikrobiologie in der Clara-Zetkin-Straße, mit etwa 70 Personen bis auf den letzten freien Platz gefüllt. DU BOIS-REYMOND eröffnete die Sitzung und KOCH trug seine Ergebnisse vor. Als Augenzeuge berichtet sein Mitarbeiter LOEFFLER, dem gegenüber er auf dem Wege zur Sitzung noch seine Befürchtungen vorgetragen hatte, daß es wohl noch eines jahrelangen Kampfes bedürfe, ehe seine Entdeckung, die bazilläre Ätiologie der Tuberkulose sich die Anerkennung der Ärzte errungen haben werde. LOEFFLER erinnert sich: „Langsam und stockend kamen die Worte aus seinem Munde, aber was er sprach war klar, einfach, streng logisch aufgebaut, reines unverfälschtes Gold. Mit steigender Spannung folgte das Auditorium seinen auf jeder Etappe durch untrügliche Beweismittel, ausgezeichnete Präparate, gestützten Darlegungen, dem gelungenen konstanten Nachweis der Stäbchen in allen tuberkulösen Materialien mit Hilfe einer neuen Färbemethode, der gelungenen Züchtung dieser Stäbchen mit Hilfe einer neuen Kulturmethode, der experimentellen Wiedererzeugung der Krankheit mit Hilfe der Reinkulturen an einem grandiosen Tiermaterial" [9]. Was noch nie in einer Sitzung der Berliner Physiologischen Gesellschaft vorgekommen war, geschah an diesem Tage, es folgte dem Vortrag keine Diskussion. Die Beweise waren erdrükkend. Es ist bekannt, daß VIRCHOW den Entdeckungen zunächst zurückhaltend gegenüberstand, hatte er doch noch im Jahre vorher in Tbilissi die LAENNECsche Behauptung von der tuberkulösen Natur der Phthise als einen der größten Irrtümer der Medizin bezeichnet. Viel nachdrücklicher sollten wir aber auf seine Äußerung am 8. Mai 1884 im Reichstag hinweisen: „... ich will die Gelegenheit nicht vorübergehen lassen, ohne auch hier zu sagen, daß dieser Schritt [gemeint war die Entdeckung der Tuberkelbakterien] ... ein so großer gewesen ist, daß wir im Augenblick in der That noch gar nicht übersehen können, zu welcher Konsequenz er führen wird." Das sollte genügen, um das besonders durch den ROBERT KOCH-Film des Jahres 1939 in diesem Punkte verfälschte Geschichtsbild VIRCHOWS zu korrigieren.

Entdeckungen werden nicht selten fast gleichzeitig gemacht. ROBERT KOCH gab seine Entdeckung der Tuberkelbakterien am 24. März 1882 bekannt. Zwei Tage vorher wurden vom Universitätszeichner BRAUNE auch Tuberkelbakterien gezeichnet. Der Pathologe BAUMGARTEN hatte am 15. März in Königsberg über ihren Nachweis bei Tuberkulose gesprochen. Seine vorläufige Mitteilung darüber erschien am 15. April im Centralblatt der medizinischen Wissenschaften, KOCHS Vortrag am 10. April in der Berliner Klinischen Wochenschrift. Als BAUMGARTEN am 15. Mai 1882 seine Präparate im Berliner Verein für Innere Medizin, im Laboratorium von LEYDEN, demonstrierte, erklärte sie KOCH als identisch mit seinen Tuberkelbakterien. Aber BAUMGARTEN hatte sie eben nur gesehen, KOCH hatte sie bereits isoliert und damit Versuchstiere infiziert, so daß BAUMGARTEN seinen Berliner Vortrag mit den Worten schloß: „Die Bahn zur sicheren Entscheidung dieser Frage“ [gemeint war damit die Frage, ob die Bakterien Ursache oder Begleitkeime bei der Tuberkulose sind] „hat bereits Koch mit seinen berühmten Untersuchungen betreten.“ Es kam nicht zu einem Prioritätsstreit.

ROBERT KOCH war mit einem Schlag international berühmt. Die Welt jubelte ihm zu, als er ein Jahr später den Erreger der Cholera entdeckte, als Leiter der deutschen Cholerakommission in Ägypten und Indien. Wie bei der Tuberkulose genügte ihm nicht nur die Erfüllung der KOCH-HENLEschen Postulate, er erforschte auch die Epidemiologie und gab die notwendigen Hinweise zur Bekämpfung und Prophylaxe. Das Ansehen KOCHS schien seinen Höhepunkt erreicht zu haben, da überrascht er die Welt mit einer neuen Entdeckung. Er hält am 4. August 1890 in Berlin auf dem 10. Internationalen medizinischen Kongreß einen Vortrag „Über bakteriologische Forschung“ und sagt am Ende, daß er Substanzen gefunden habe, über die er infolge noch nicht abgeschlossener Untersuchungen nur so viel mitteilen könne, „daß Meerschweinchen, welche bekanntlich für Tuberkulose außerordentlich empfänglich sind, wenn man sie der Wirkung einer solchen Substanz aussetzt, auf eine Impfung mit tuberkulösem Virus nicht mehr reagieren und daß bei Meerschweinchen, welche schon im hohen Grade an allgemeiner Tuberkulose erkrankt sind, der Krankheitsprozeß vollkommen zum Stillstand gebracht werden kann, ohne daß der Körper von dem Mittel anderweitig nachteilig beeinflußt wird“. Drei Monate später, am 13. November 1890 erscheint ein Artikel in der Deutschen medizinischen Wochenschrift: „Weitere Mitteilungen über ein Heilmittel der Tuberkulose“, in dem über die ersten erfolgreichen Versuche am Menschen berichtet wird. Nie wieder hat eine medizinische Entdeckung einen solchen Sturm der Begeisterung entfesselt, wie die Entdeckung des Tuberkulins. Von allen Seiten wurden ROBERT KOCH Ehrungen zuteil, ausländische Staaten entsandten Delegationen nach Berlin und durch die Tagespresse in falschen Hoffnungen gewiegt, strömten Tausende von Tuberkulösen nach Berlin, um Heilung von ihrem Leiden zu finden.

Zu Beginn der Wintersession des Schweizerischen Ständerates in Bern fand der scheidende Präsident, der Landammann MÜHEIM eine knappe Formulierung: „Ich lasse die europäische Politik unberührt, vermag sie doch zur Stunde ohnehin nur geringe Aufmerksamkeit auf sich zu lenken. Diese gehört einstweilen dem ungewohnten, bewunderungswürdigen Triumphe des Menschengeistes, der epochemachenden Entdeckung Professor KOCHS, die berufen ist, einen Wendepunkt in der Leidensgeschichte der Menschheit zu bilden.“

Nach weniger als einem Jahre erfolgt der tiefe Sturz. Als Diagnostikum hielt das Tuberkulin alle Erwartungen, die darein gesetzt wurden und ist noch heute unentbehrlich, als Heilmittel hat es dagegen vollkommen versagt. Die Hoffnung der Ärzte und der Kranken war aber auf eben diese kurative Wirkung gerichtet. KOCH war durch seine vorgesetzte Behörde zu einer frühzeitigen Veröffentlichung gedrängt worden und, was erschwerend hinzukommt, der Kultusminister VON

Gossler hatte ihn gebeten, die Zusammensetzung des neuen Mittels nicht bekannt zu geben. In einer Sitzung des Preußischen Abgeordnetenhauses erklärte er am 29. November 1890: „Ich habe am Schluß der Untersuchung Koch gegenüber die Verantwortung übernommen und trage sie an Kochs Stelle vor der Welt, daß ich ihn gebeten habe, die Veröffentlichung nur soweit zu geben, daß eine Nachahmung des Mittels ausgeschlossen sei".

Trotz aller Rückschläge arbeitete Koch weiter an der Verbesserung des Tuberkulins. Sein genialster Schüler, Emil von Behring (Abb. 11), versuchte einen an-

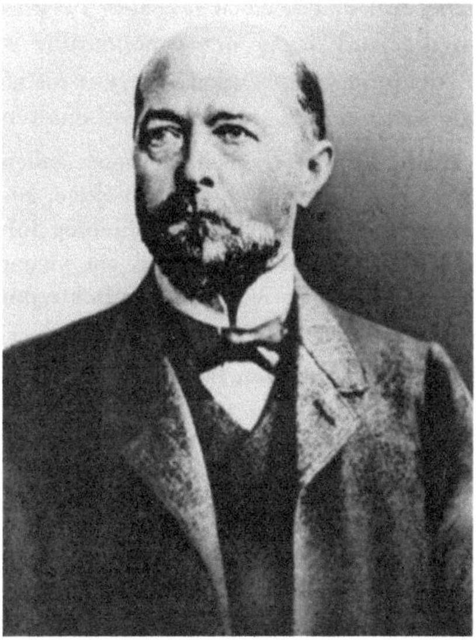

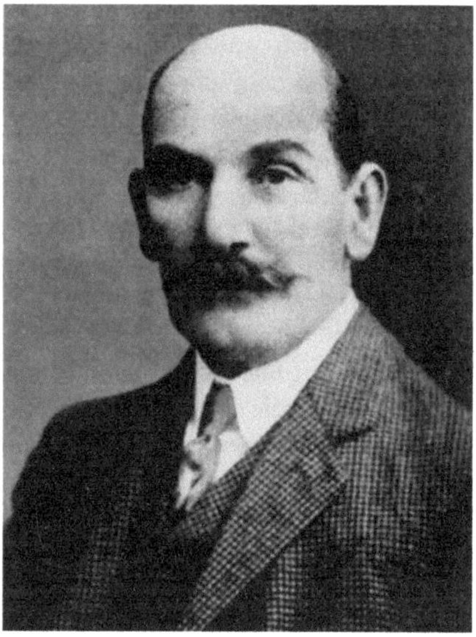

Abb. 11 Emil von Behring (1854—1917), Ordinarius für Hygiene in Halle und Marburg
Abb. 12 Stefan Kartulis (1852—1920), Chirurg in Alexandria

deren Weg, nämlich ein Antitoxin gegen Tuberkulose herzustellen, auf dem gleichen Wege wie er schon mit der Herstellung des Diphtherieantitoxins Weltruhm erlangt hatte. Da sich dieser Weg als ungangbar erwies, begab er sich auf das Feld seines Lehrers, es kam zu einem unerquicklichen Patentstreit, den Koch verlor und der beide Männer trennte. Von einigen Medizinhistorikern wird gesagt, daß beide sich danach anderen Aufgaben zugewandt und sich nie wieder mit der Tuberkulose beschäftigt hätten. Das ist falsch. Noch seine letzte Rede, am 7. April 1910, 3 Tage vor seiner schweren Erkrankung und 2 Monate vor seinem Tode in unserer Akademie gehalten, trägt den Titel: „Epidemiologie der Tuberkulose". Koch hatte sich allerdings, seit 1896, verstärkt einer anderen Forschungsrichtung zugewandt, der Erforschung tropischer Infektionskrankheiten, besonders der Malaria und der Schlafkrankheit. Tropen und Subtropen waren ihm nicht neues Gebiet. Die Choleraexpedition der Jahre 1883/84 führte ihn nach Ägypten und

Indien. Bei der Sektion an Ruhr Verstorbener fand er bei dieser Expedition in Ägypten im Gewebe des Darmes Amöben. Diese Protozoen waren schon früher gefunden worden, aber nicht in den Geweben, so daß Koch wohl als erster einen der wissenschaftlichen Nachprüfung standhaltenden Befund über die ätiologische Bedeutung dieser einzelligen tierischen Mikroorganismen vorlegte. Den Beweis, daß es sich bei der „ägyptischen Dysenterie" im Gegensatz zur bakteriellen Ruhr um eine Amöbenerkrankung handelt, erbrachte kurz darauf der griechische Arzt Stefan Kartulis (Abb. 12), der am griechischen Hospital in Alexandria arbeitete. Er war ein Schüler Kochs, arbeitete auch bei der Choleraexpedition in Ägypten mit ihm zusammen und war einer der wenigen, mit denen Koch in echter Freundschaft verbunden war. Kochs Verdienst um die Aufklärung der Amöbenruhr ist begrenzt, er hat auf die wahrscheinliche Bedeutung hingewiesen, die endgültige Abklärung ihrer ätiologischen Rolle blieb, wie schon gesagt, Kartulis vorbehalten.

Wie bei allen übrigen Auslandsreisen nutzte Koch jede Gelegenheit, um auch andere Infektionskrankheiten zu studieren. In Ägypten untersuchte er eine weitverbreitete, gutartige Augenbindehautentzündung, die nicht mit dem unbehandelt zur Erblindung führenden Trachom, der Körnerkrankheit, identisch ist. Er fand sehr schnell ein kleines Stäbchenbakterium, das noch heute unter dem Trivialnamen Koch-Weekssches Bakterium bekannt ist. Der Amerikaner Weeks bestätigte als erster die Kochschen Befunde.

Robert Koch hielt sich rund $7^1/_2$ Jahre zu Forschungsreisen in den Tropen und Subtropen auf, die längste Zeit davon zwischen seinem 53. und 64. Lebensjahr (Tab. 1). Es ist leider hier nicht möglich, den einzelnen Reisen nachzugehen, so reizvoll das auch sein könnte, da Tagebücher vorhanden sind und zahlreiche Briefe, die über das wissenschaftliche Werk hinaus den Menschen Koch erkennen lassen, den in der Tat rastlosen Forscher, dem die freien Sonntage so ungelegen kamen und der die gleiche Einstellung von seinen Mitarbeitern erwartete und zu seiner Überraschung gelegentlich nicht fand.

Der ersten Reise nach Afrika konnte sich Koch nicht entziehen, die späteren erfolgten auf eigenen Vorschlag. Die englische Regierung der Kapkolonie hatte sich mit der Bitte an das Auswärtige Amt gewandt, Robert Koch zur Untersuchung der Rinderpest nach Südafrika zu entsenden. Diese verheerende Seuche, die in den befallenen Rinderherden eine Sterblichkeit bis zu 90% erreichte, war von Ägypten und Somalia nach dem Süden gezogen und hatte 1896 die Grenzen der Kapkolonie erreicht. Ein zweifacher, von mehreren tausend Polizisten bewachter Stacheldrahtzaun sollte das Eindringen verhindern, und wenn es trotzdem zu einzelnen Ausbrüchen in der Kapprovinz kam, wurden ganze Herden als seuchenverdächtig getötet. Es wurde zu Recht befürchtet, daß auch der Stacheldraht und die Bewachung kein vollständiger Schutz sein konnte.

Die Rinderpest ist eine akute, fieberhafte hochkontagiöse Allgemeinerkrankung, mit schweren hämorrhagisch-septikämischen Veränderungen, besonders des Magen-Darmtraktes und einer auf dem Höhepunkt eines Seuchenausbruches sehr hohen Letalität. Früher galt die Rinderpest als die wichtigste Infektionskrankheit des Rindes, so daß es z. B. in Deutschland schon 1869 ein eigenes Gesetz zur Ver-

Tabelle 1 ROBERT KOCHS Forschungsreisen in tropische und subtropische Länder

Zeitspanne	Jahre	Reiseziel	Forschungsaufgabe
16. August 1883– 2. Mai 1884	3/4	Ägypten Indien	Cholera
11. November 1896– 19. Mai 1898	1 1/2	Südafrika Indien	Rinderpest Pest
11. August 1898– 2. Oktober 1898	1/4	Italien	Malaria
20. April 1899– 19. Oktober 1900	1 1/2	Italien Java Neuguinea	Malaria
12. Januar 1903– 28. Mai 1904	1 1/2	Tanganyika Rhodesia Mocambique	Afrikanisches Küstenfieber Pferdesterbe
17. Dezember 1904– 21. Oktober 1905	3/4	Tanganyika Kenia	Recurrens, Texasfieber, Nagana (Tsetse-Krankheit der Rinder)
7. April 1906– 7. November 1907	1 1/2	Tanganyika Uganda	Schlafkrankheit

hütung der Einschleppung gab. Die Filtrierbarkeit durch bakteriendichte Filter und damit die Virusnatur des Erregers wurde zwar schon 1886 durch GAMALAIA nachgewiesen, die elektronenmikroskopische Darstellung gelang aber erst 1962 (PLOWRIGHT et al. [17]). Das Rinderpestvirus bildet mit dem Masernvirus und dem Virus der Hundestaupe eine besondere Untergruppe innerhalb der Paramyxoviren. Für den Menschen ist das Rinderpestvirus apathogen.

Der Ruf nach Südafrika erreichte KOCH im August 1896, am 11. November trat er die Reise in Berlin an und traf über Southampton am 1. Dezember in Kapstadt ein. In seiner Begleitung reisten PAUL KOHLSTOCK und KOCHS junge Frau Hedwig, die auch später treue Reisebegleiterin sein sollte. In KOCHS persönlichem Leben war eine entscheidende Veränderung eingetreten. Im Winter 1889 lernte er im Atelier von Prof. GRAEF, der sein Portrait malen sollte, dessen begabte Schülerin HEDWIG FREIBERG kennen, die er nach der Scheidung von seiner ersten Frau EMMY FRAATZ im Jahre 1893 heiratete. KOCH stand im 50. Lebensjahr, HEDWIG FREIBERG zählte 20 Jahre.

In keiner KOCH-Biographie und auch in den KOCHschen Originalarbeiten gibt es einen Hinweis auf den Opfermut dieser jungen Frau. Ihr Tagebuch wurde vor einiger Zeit aufgefunden und SCHADEWALD [20] zitiert daraus über die an ihr vorgenommenen Versuche mit dem Tuberkulin: „Er rief wieder meine Opferwilligkeit auf und meinen Idealismus, indem er von dem Wert für den Menschen sprach. Ich könne möglicherweise recht krank werden, aber allzu schlecht würde es ja wahrscheinlich nicht kommen. Sterben würde ich voraussichtlich nicht." Koch hatte sich selbst vorher Tuberkulin injiziert und beschreibt auch diesen Versuch, aber er glaubte, sich selbst nicht einwandfrei beobachten zu können.

Von Kapstadt aus begab sich Koch sofort nach Kimberley und schon eine Woche später gibt er den ersten Bericht über bakteriologische Untersuchungen, Obduktionen und Tierversuche an den Staatskekretär der Landwirtschaft in Kapstadt.

In unglaublichem Tempo werden die Methoden zur Eindämmung der Rinderpest erarbeitet. Bakteriologische Untersuchungen ergaben keinen Hinweis auf einen bakteriellen Erreger, ein von Edington isolierter und als Erreger angeschuldigter Micrococcus wird mit den notwendigen Kontrollexperimenten schnell als harmlos erkannt. Koch macht den Versuch, durch Passagen über andere Tierarten, über Schafe und Ziegen, eine Abschwächung des Erregers zu erreichen, die Ergebnisse sind widersprüchlich, teilweise scheint es, als ob die Virulenz sogar gesteigert sei. In der ihm zur Verfügung stehenden Zeit wurden 7 Passagen des Virus über Ziegen geführt. Bei der heute zu Schutzimpfzwecken verwendeten Vaccine sind bis zu 600 Passagen erforderlich, um ein attenuiertes, ein abgeschwächtes Virus zu erhalten. Kochs Feststellung, „ich halte es für wahrscheinlich, daß das Rinderpestvirus durch eine wiederholte Passage durch Ziegen tatsächlich, wenn auch langsam abgeschwächt wird ..." entsprach also vollkommen den Jahrzehnte später gemachten Erfahrungen. Die Zeit drängte, und Koch suchte nach wirksamen Wegen der Prophylaxe. Das Serum immuner Tiere, welche die Rinderpest auf natürlichem Wege überstanden, schützte zwar, aber es waren große Mengen, etwa 100 ml erforderlich. Eine Mischung von Antiserum und dem Blut akut infizierter Tiere war besser wirksam. Durch mehrfache Injektionen gelang es, die Tiere verläßlich zu immunisieren. Auch dieser Weg befriedigt noch nicht. Koch stellte fest, daß die einmalige Injektion von Galle infizierter Tiere einen zuverlässigen Schutz bietet, der spätestens nach 6 Tagen einsetzt, der aber, wie er wesentlich später feststellt, nur 5—6 Monate andauert. Für die Unterbrechung der Infektketten war dies aber völlig ausreichend. Zwei Monate nach Aufnahme der Untersuchungen berichtet Koch an den Staatssekretär: „Die Immunisierung mit Serum in der angegebenen Weise kann dazu dienen, um rinderpestfreie Gegenden von den infizierten durch einen breiten Gürtel vom immunisierten Gebiet abzuschließen. Die Schutzimpfung mit Galle dagegen wird in den infizierten Gebieten von unberechenbarem Nutzen sein". Die Experimentaluntersuchungen werden im darauffolgenden Monat noch unter Feldbedingungen im infizierten Gebiet erfolgreich erprobt. Der Nutzen war in der Tat hoch. Sein Mitarbeiter Kohlstock wurde anschließend nach Namibia, der damaligen deutschen Kolonie Südwestafrika entsandt. Im Juni 1897 begann er mit den planmäßigen Galleschutzimpfungen, im November des gleichen Jahres war die Rinderpest in der gesamten Kolonie vorläufig eliminiert. Etwa 75% des gesamten Rinderbestandes wurden auf diese Weise gerettet. Das gleiche galt für den Oranje-Freistaat und in der zunächst nur zögernd das neue Verfahren im großen Umfang annehmenden Kapkolonie wurde die Zahl der geretteten Rinder mit 1,5 bis 2 Mill. angegeben. KOCH schließt seinen nachträglichen Bericht mit den Worten: „Auf jeden Fall hat der Entschluß der Regierung des Kaplandes, im Kampfe gegen die Rinderpest die Wissenschaft zu Hilfe zu rufen, für Südafrika die segensreichsten Folgen gehabt".

Im Februar 1897 entschloß sich die Reichsregierung, eine deutsche Kommission zum Studium der Pest nach Indien zu entsenden. Zu deren Leiter wurde der in Südafrika weilende ROBERT KOCH bestimmt. Sein Schüler GEORG GAFFKY übernahm sie stellvertretend bis zu des Meisters Ankunft in Bombay, außerdem gehörten ihr RICHARD PFEIFFER (Abb. 13), ADOLF DIEUDONNÉ (Abb. 14), und GEORG STICKER (Abb. 15) an. KOCH, GAFFKY und PFEIFFER waren Mitglieder des Instituts für Infektionskrankheiten, des späteren Robert-Koch-Instituts, DIEUDONNÉ war als Kgl. bayerischer Assistenzarzt I. Klasse zum Gesundheitsamt kommandiert, und STICKER nahm als Internist aus Gießen an der Expedition teil. Bekannter ist er als einer unserer bedeutendsten Medizinhistoriker.

Der Erreger der Pest, die Yersinia pestis, war zu dieser Zeit bereits bekannt. Die Japaner entsandten 1894 eine Pestexpedition nach Hongkong, die unter der Leitung des KOCH-Schülers SHIBASABURO KITASATO stand. KITASATO (Abb. 16) hatte den Erreger des Wundstarrkrampfes isoliert und mit EMIL VON BEHRING die Grundlagen für die Diphtherie- und Tetanus-Antitoxintherapie gelegt. KITASATO fand 2 Tage nach der Ankunft in Hongkong, am 14. Juli 1894, einen Keim, den er als Pesterreger ansprach. Wie wir heute annehmen dürfen, hatte er Pneumokokken in der Hand, *gesehen* hat er möglicherweise den Pesterreger, isoliert wurde er aber wenige Tage nach ihm, am 20. Juli 1894 von dem Schweizer ALEXANDRE YERSIN (Abb. 17). Die in den meisten Lehrbüchern noch zu findende Angabe, KITASATO und YERSIN hätten unabhängig voneinander und beinahe gleichzeitig den Pestbazillus entdeckt, muß revidiert werden. Das Verdienst kommt ALEXANDRE YERSIN zu.

ROBERT KOCH traf, in Begleitung seiner Frau über Ostafrika kommend, am 1. Mai 1897 in Bombay ein und übernahm die Leitung der deutschen Pestkommission. Der größte Teil der Arbeit war, nach seinen Worten, bereits getan. Er nutzte die Gelegenheit, um zwei Bekämpfungsverfahren zu studieren, die Anwendung des YERSINschen Antipestserums, das vom Pasteur-Institut in Paris hergestellt wurde und die Schutzimpfung nach dem Verfahren von HAFFKINE (Abb. 18), wobei mit abgetöteten Pestbakterien gearbeitet wurde. Um das letztere kennenzulernen, ging er mit HAFFKINE und GAFFKY in die 150 km nördlich von Bombay gelegene damalige portugiesische Kolonie Daman. Die Pest wütete dort in starkem Maße, und er konnte sich von der Wirksamkeit der HAFFKINEschen Schutzimpfung überzeugen. Eine unausgewählte Probandengruppe stand zwar nicht zur Verfügung, denn in erster Linie hatten sich die wohlsituierten Parsen und das von ihnen abhängige Personal impfen lassen, die ohnehin nicht an der Pest erkrankten, aber es ließen sich aus der Hindugruppe Vergleiche ziehen. Vierundzwanzig Todesfälle bei Geimpften standen mehr als 1000 Todesopfer unter den Nichtgeimpften gegenüber.

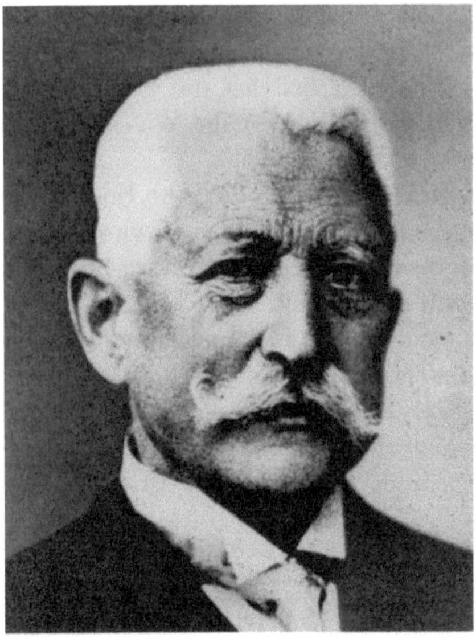

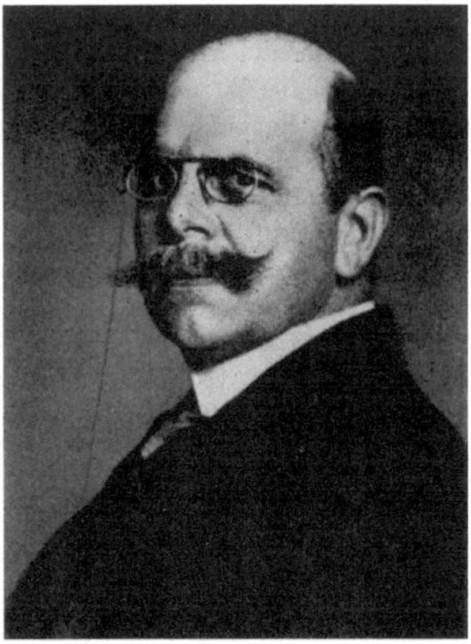

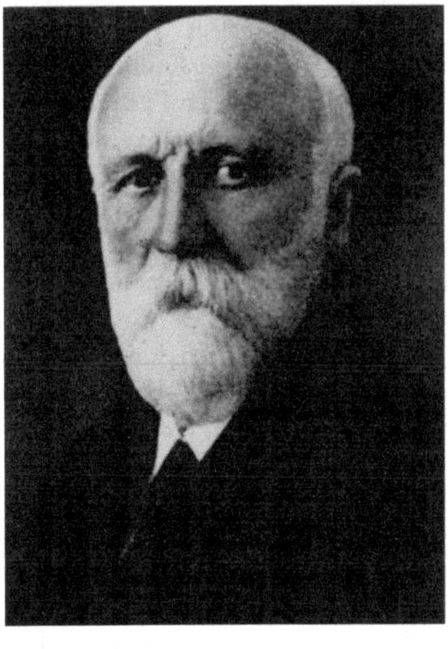

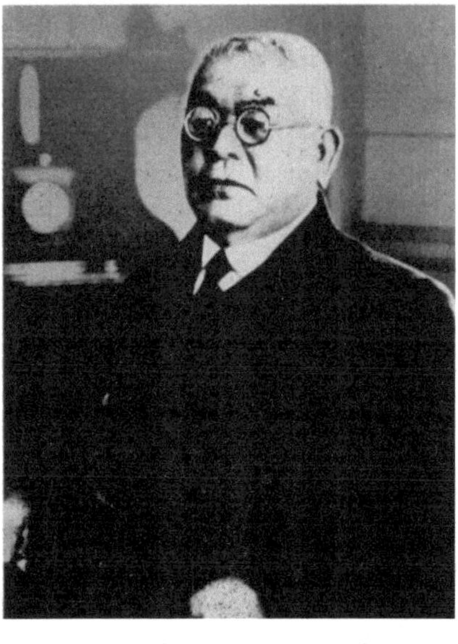

Abb. 13 Richard PFEIFFER (1858–1945) Ordinarius für Hygiene in Königsberg und Breslau

Abb. 14 Adolf DIEUDONNÉ (1864–1944)

Abb. 15 Georg STICKER (1860–1960). Internist in Gießen und Münster, Medizinhistoriker in Bonn, Münster und Würzburg

Abb. 16 Shibasaburo KITASATO (1856–1931) Direktor des Kitasato-Instituts, Professor für Bakteriologie an der Keio-Gijuku-Universität Tokyo

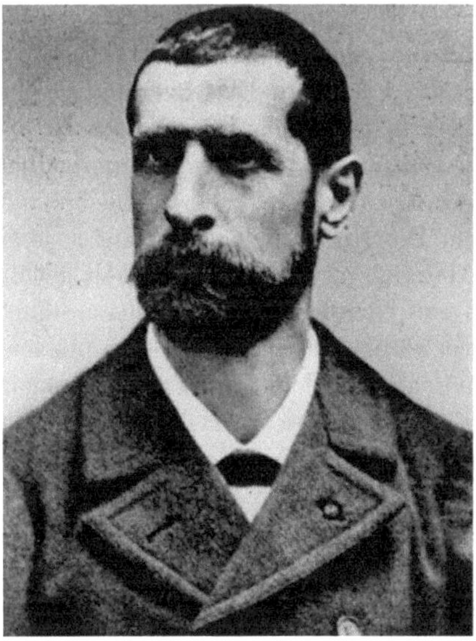 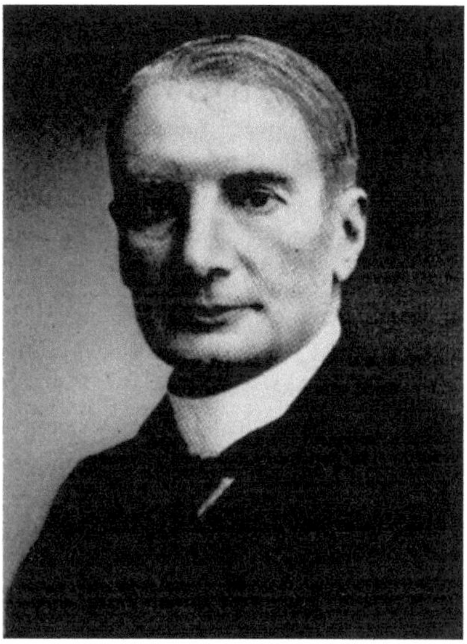

Abb. 17 Alexandre Yersin (1863–1943) Direktor der Pasteur-Institute in Nha-Trang und Saigon
Abb. 18 Waldemar Haffkine (1860–1930), Leiter des Biologischen Laboratoriums in Kalkutta

Koch reflektiert in seinem amtlichen Bericht die von anderen erhobenen Befunde. Viel wichtiger scheint dagegen eine andere Aussage zu sein, die sich mit der Überträgerrolle der Pest befaßt. Er erwähnt die Ratten als mögliche Zwischenwirte und die Expedition stellt in experimentellen Versuchen fest, daß Ratten hochempfänglich für Pestbakterien sind. Dem Expeditionsmitglied Georg Sticker kommt das Verdienst zu, die Rolle der Ratten und der Rattenflöhe als Pestzwischenwirt und -überträger endgültig abgeklärt zu haben und das gegen viele Widerstände. Sticker gelangte nicht nur durch Experimente zu diesem Schluß, sondern durch seine profunden Kenntnisse der Medizingeschichte. Die Ratte stand seit dem Altertum in einer Beziehung zum Pestgeschehen. Es wäre reizvoll, diesen Wegen nachzugehen, aber dies würde den Rahmen sprengen.

Dieudonné war vor der Ankunft Kochs selbst an der Pest erkrankt, aber nur in leichter Form und stand der Expedition schon wieder voll zur Verfügung. Da die Aufgaben der deutschen Pestkommission gelöst waren, trat sie die Heimreise an, nicht aber Koch, der erneut einen Regierungsauftrag erhielt und nach Ostafrika zurückkehren mußte. Der in Bukoba am Westufer des Viktoria-Sees, wenige Kilometer südlich des Kagera-Nils, der Grenze nach Uganda stationierte Dr. Zupitza meldete, daß in dem Gebiet Kiziba öfters eine Seuche auftritt, die Ähnlichkeit mit der Pest habe. Die Einwohner nannten die Seuche Kubwanga oder Rubwunga. In

Uganda wüte die Krankheit noch viel ärger als in Kiziba. Aus Uganda lagen aus früheren Zeiten Berichte des deutschen Forschungsreisenden STUHLMANN vor, der die von den Einheimischen Kampuli genannte Erkrankung als „vermutlich eine Art von Beulenpest" beschreibt. Da die Reise in das Landesinnere, nach Kiziba, $2^1/_2$—3 Monate erforderte, die Rückreise die gleiche Zeit und ein Arbeitsaufenthalt auf 2 Monate geschätzt wurde, entschließt sich KOCH, in Daressalam zu bleiben und sich vorerst anderen Aufgaben zuzuwenden. Die Reise an den Viktoriasee übernimmt ZUPITZA, um dort das notwendige Material zu sammeln. Er erhält genaue Instruktionen und aus dem nach Monaten eintreffenden fixierten Untersuchungsmaterial zieht KOCH den Schluß, bei den darin nachzuweisenden Bakterien müsse es sich um Pestbakterien handeln. Diese Diagnoseart wäre heute nicht mehr angängig, aber sie war korrekt, zumal in Verbindung mit den klinischen Daten. Nach KOCHS Meinung spricht auch noch ein anderer Umstand für die Pestnatur der Kubwunga-Seuche. ZUPITZA schreibt ihm nämlich: „In den verseuchten Gebieten sterben die Ratten in großer Zahl; die Leute behaupten auch, daß durch diese Tiere die Krankheit verschleppt wird und verlassen ihre Hütten, sobald sie das Sterben der Ratten in denselben bemerken." In den Organpräparaten gestorbener Ratten fand KOCH die gleichen Bakterien wie im menschlichen Untersuchungsmaterial. KOCH vermutet einen Pestherd in Afrika. In seinem Reisebericht vom 12. August 1897 schreibt er aus Daressalam: „So könnte auch im Inneren von Afrika ein lokalisierter und seit langen Zeiten bestehender Pestherd vorhanden sein, von dem aus in früheren Zeiten die Pest durch den Sklavenverkehr nach Ägypten und in neuerer Zeit nach Tripolis verschleppt wurde. — Die pestartige Erkrankung in Kisiba würde dann einen der südlichsten Ausläufer dieses alten afrikanischen Pestherdes bilden." Diese Tatsache war allerdings schon früher bekannt und ist KOCH offenbar entgangen. Der namentlich ungenannte Übersetzer von „Browne's Reisen in Afrika, Aegypten und Syrien in den Jahren 1792 bis 1798" gibt zum Kapitel Pest eine Fußnote: „Die meisten Reisenden sind der Meinung des Verfassers. Gewöhnlich kommt die Pest von Constantinopel oder aus Syrien nach Aegypten, manchmal aber auch aus dem südlichen oder westlichen Theile von Afrika: wenn sie ihren Ursprung in diesem Erdtheile genommen hat, so ist sie am gefährlichsten" [1]. Die Pest war von Uganda aus nach Kiziba eingeschleppt. Zur Zeit der Regierung des bekannten Königs MTESA wütete sie in dessen Hauptstadt. — Im Jahre 1901 kommt es zu einer Kontroverse. KOCH schreibt an den Direktor der Kolonialabteilung des Auswärtigen Amtes, daß er „mit großem Interesse von dem Bericht des Deputy-Commissioners Jackson Kenntnis genommen habe. Ich ersehe daraus, daß englischerseits in einer mir unbegreiflichen Weise noch immer an der Fiktion festgehalten wird, daß die Pest vom deutschen Gebiet nach Uganda eingeschleppt sei, während es doch gerade umgekehrt ist. Der eigentliche Pestherd, welcher höchstwahrscheinlich eine große Ausdehnung besitzt und mindestens bis zum nördlichen Ende des Albertsees reicht, liegt nördlich vom Kagerafluß, also auf englischem Gebiet". Nur mit einem gemeinsamen deutsch-englischen Vorgehen könne die Pest bekämpft werden. Soviel zu den KOCHschen Pestarbeiten. Er hat sich noch mehrfach in die

Erarbeitung von Verordnungen zur Verhütung der Pesteinschleppung eingeschaltet, aber nicht mehr experimentell darüber gearbeitet. Die Pest ist heute weitgehend zurückgedrängt, aber noch gibt es Pesttote in Afrika, Amerika und Asien. Das Problem der Pestbekämpfung liegt in den Naturherden, im Befall von Nagetieren außerhalb menschlicher Siedlungen. Die dort herrschende „wild plague" kann durch Vernichtung der Nagetiere nicht ausgerottet werden. Dazu sind es zu viele Arten unterschiedlicher Nagetiere. Erfolgsaussichten bieten sich nur in der Dezimierung des Flohbefalles der Nager durch das weiträumige Ausbringen von Insektiziden. Von den Naturherden aus, in denen sich Waldläufer, Sammler, Jäger, Landvermesser usw. infizieren können, aber immer nur in Einzelfällen, von den Naturherden kann die Wildplague auf Rattenpopulationen in der unmittelbaren Umgebung des Menschen überspringen, die domestic plague. Je stärker der Flohbefall, desto größer die Gefahr der Ausbreitung. Das Risiko eines Ausbruches der Beulenpest ist gegeben, wenn mehr als 5 Rattenflöhe je Tier vorhanden sind [12]. Bei einem funktionierenden Gesundheitswesen lassen sich heute die Ausbrüche schnell abriegeln. Das beweisen die Einzelfälle im Westen der USA.

Die Sterblichkeit ist durch die Sulfonamide und Antibiotika von 90 auf 20% gesenkt worden. Ist das öffentliche Gesundheitswesen dagegen erheblich gestört, dann kann sich die Seuche ausbreiten. Ein Beispiel dafür bietet der Anstieg der Erkrankungszahlen durch die Kriegshandlungen in Vietnam.

Die nächste große Expedition war ganz der Malaria gewidmet. Der Erreger der Malaria, das Plasmodium malariae, ein Protozoon, war zwar bereits am 6. Novem-

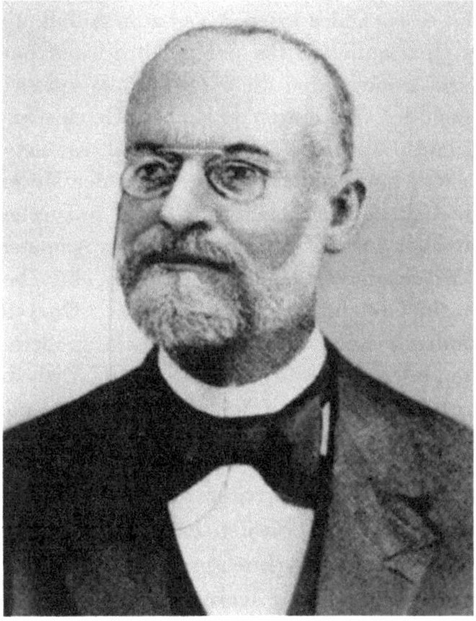

Abb. 19 Alphonse Laveran (1845–1922), Militärarzt in Algerien und Professor für Militärhygiene in Val-de-Grace, Nobelpreis 1907 „als Schöpfer der Pathologie der Protozoen"

ber 1880 von Alphonse Laveran (Abb. 19) in Constantine in Algerien entdeckt worden, aber noch gab es eine Fülle offener Probleme, die der Klärung bedurften. Die Reichsregierung hatte der deutschen Kolonien wegen ein Interesse an der Bekämpfung der Malaria und Koch bedient sich dieser Argumentation auch in einem knappen Satze bei der Antragstellung für die Malaria-Expedition: „Das Ergebnis derartiger Untersuchungen wird in erster Linie unseren Kolonien zugute kommen. Es kann aber auch unter Umständen für die Armee von großer Bedeutung werden (Malariaprophylaxis im Kriege)". Es ist wohl auch der Besitz der Kolonien eine Selbstverständlichkeit für ihn, denn am Schluß eines Vortrages vor der Deutschen Kolonialgesellschaft am 9. Juni 1898, bei der im Anschluß die Idee der Expedition Gestalt gewann, sagt Koch: „Bedenken Sie stets, daß, wenn unsere Hoffnungen in betreff der weiteren Erforschung der Malaria sich erfüllen und wir schließlich, wie ich nicht bezweifle, vollständig Herren dieser Krankheit werden, dies gleichbedeutend sein würde mit der friedlichen Eroberung der schönsten und fruchtbarsten Länder der Erde!"

Zum weiteren Verständnis sei der komplizierte Entwicklungsgang der Malariaparasiten kurz skizziert:
Mit dem Stich einer infizierten weiblichen Mücke gelangen die Sporozoiten in den Menschen und erreichen auf dem Blutwege die Leber, in der sie eine ungeschlechtliche Vermehrung durchmachen. Nach 6—9 Tagen werden die Parasiten frei und dringen in rote Blutkörperchen ein. Hier wachsen und vermehren sie sich. Die bei dieser erythrozytären Schizogenie entstehenden Merozoiten dringen erneut in rote Blutkörperchen ein und machen diesen Cyclus mehrfach durch. Bei dem Zerfall der Erythrozyten kommt es zum Fieberanstieg. Je nach Parasitentag kommt es entweder jeden 3. Tag zum Anfall, die Malaria tertiana, oder jeden vierten Tag, das Quartanfieber. Bei der gefährlichsten und jetzt am meisten verbreiteten Form, der Malaria tropica, sind die Fieberanfälle unregelmäßig. Nach einigen asexuellen Teilungscyclen der Schizonten entstehen Geschlechtsformen, die großen weiblichen Makrogameten und die kleinen männlichen Mikrogametozyten. Diese können ihre Reifung, Kopulation und Sporogonie nur im Magen der Mücke fortsetzen. Nach Aufnahme der beiden Geschlechtsformen beim Stich am infizierten Menschen kommt es nach einigen Teilungsschritten zur Befruchtung der Makrogameten durch die plötzlich mit Geißeln beweglichen Mikrogameten, es bildet sich der aktiv bewegliche Ookinet, der sich im Mückenmagen einnistet und zur unbeweglichen Oozyste umwandelt. Diese Oozyste wächst unter ständigen Kernteilungen zu einem größeren Gebilde heran, das dann Hunderte bis Tausende Sporozoiten beherbergt. Die Oozyste platzt schließlich, die Sporozoiten dringen in die Speicheldrüse der Mücke ein und mit dem Stich wieder in den Menschen. Der Kreislauf beginnt erneut.

Als Robert Koch die Malaria-Szene betrat, war ein Erreger der Malaria, wie gesagt, von Laveran entdeckt. Golgi (Abb. 20) konnte 1885 den Entwicklungsgang der Quartanaerreger und des Tertianaparasiten im menschlichen Blute aufklären und ihre Beziehungen zum Fieberanfall aufdecken. Unklar waren jedoch noch die Übertragungswege. Drei Theorien wurden diskutiert: über die Luft — daher auch der 1753 von Torti geprägte italienische Name — mal aria — schlechte Luft, über das Wasser oder durch Moskitos. Die Übertragung durch Mücken wurde von

Ronald Ross (Abb. 21) 1897 bewiesen, der dafür 1902 mit dem Nobelpreis geehrt wurde, wie auch nach ihm 1906 Golgi und Laveran 1907. Den unerfreulichen Prioritätsstreit Ross' mit den Italienern, besonders mit Grassi, wollen wir hier als nicht zur Sache gehörig übergehen. Grassis Verdienst ist der Nachweis, daß nur bestimmte Anopheles-Mücken den Malaria-Erreger übertragen können. Ross hat dies später mit den Worten charakterisiert: „Ich habe den Schlüssel ins Schlüsselloch gesteckt, die Italiener haben ihn umgedreht." Die Mückentheorie war nicht neu. Ohne auf Columella zurückzugehen, der im Jahre 100 v. u. Z. Mücken und Sümpfe mit dem Wechselfieber in Beziehung brachte, oder auf Lancisi, der 1717 in Rom schrieb, daß in den Sümpfen Würmchen leben, die sich in stridulus culices, in „zischende Mücken" verwandeln, die durch Einflößung einer giftigen Flüssigkeit beim Stich zur tödlichen Krankheit führen, sind zwei Forscher zu nennen, die frühzeitig der Mückentheorie den Vorzug gaben: Der in England geborene, in Washington praktizierende Albert King (Abb. 22) war auf Grund epidemiologischer Untersuchungen der Meinung, daß man den Begriff Miasma in den meisten Fällen durch Moskito ersetzen könne und daß sich die Mücken die Malaria aus den Sümpfen holten und auf den Menschen übertrügen. Einer der bekanntesten Tropenärzte, Patrick Manson (Abb. 23), glaubte gerade umgekehrt, daß die Mücken den Malariaerreger vom Menschen empfangen, in den Sümpfen sterben und die Neuinfektion des Menschen durch das Trinken dieses Wassers erfolge. Der zweite der genannten Autoren ist Robert Koch. Es gibt zwar keine schriftliche Äußerung von ihm, aber es ist bekannt, daß er seit der Choleraexpedition nach Indien ab 1884 in den Hygiene-Vorlesungen die Mücken als wahrscheinliche Überträger bezeichnet, und in der Publikation seines Schülers Richard Pfeiffer über die Coccidiose-Krankheit des Kaninchens (1892) findet sich der Satz: „Es wäre möglich, daß auch bei den Malaria-Parasiten exogene Zustände existieren, Entwicklungszyklen, die außerhalb des menschlichen Körpers, vielleicht im Leibe niederer Tiere (gewisser Insekten z. B.) ... sich abspielen. Diese exogenen Malariakeime könnten dann ... worauf Robert Koch mich aufmerksam machte, durch den Stich blutsaugender Insekten auf den Menschen übertragen werden" [16]. Auf diesen Umstand macht auch Ronald Ross in seinem Glückwunschartikel zu Kochs 60. Geburtstag „Der Antheil Robert Koch's an der Malariaforschung" besonders aufmerksam [19]. Koch war auch durch Analogieschlüsse bei der Erforschung des Texasfiebers der Rinder, das durch Zecken übertragen wird, zur Untermauerung seiner Moskitotheorie gekommen. Dieses Texasfieber hatte er auf der Afrikaexpedition 1896/97 untersucht.

Unter den Malariaarbeiten Kochs sind drei weitere wesentliche Ergebnisse hervorzuheben:

- die Immunität bei Malaria,
- die Chininbehandlung und das Schwarzwasserfieber,
- die Bekämpfungsstrategie der Malaria.

In Afrika und später in Java und Neuguinea fand er, daß erwachsene Einheimische kaum und wenn, dann nur leicht an Malaria erkranken. Blutuntersuchungen er-

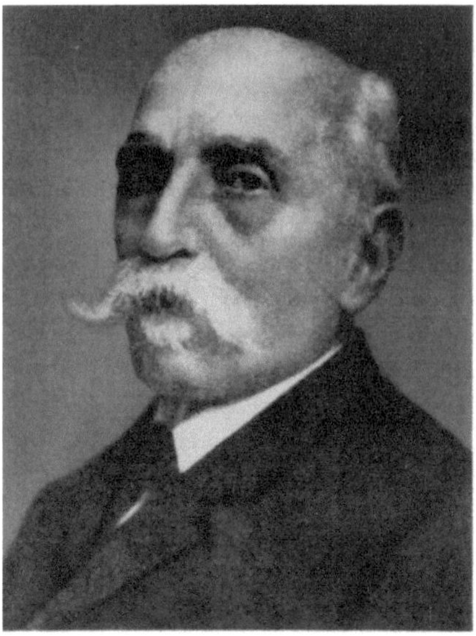

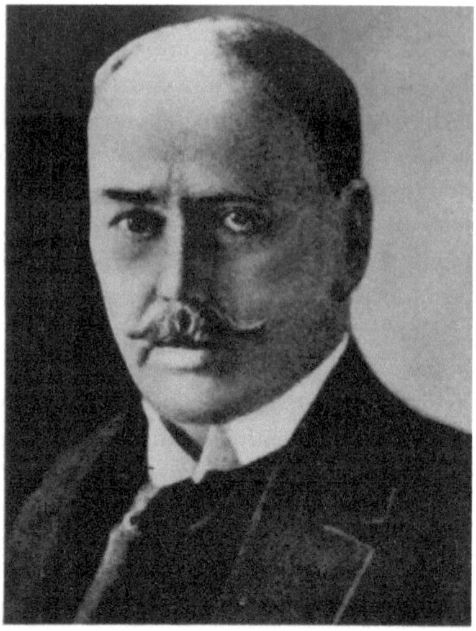

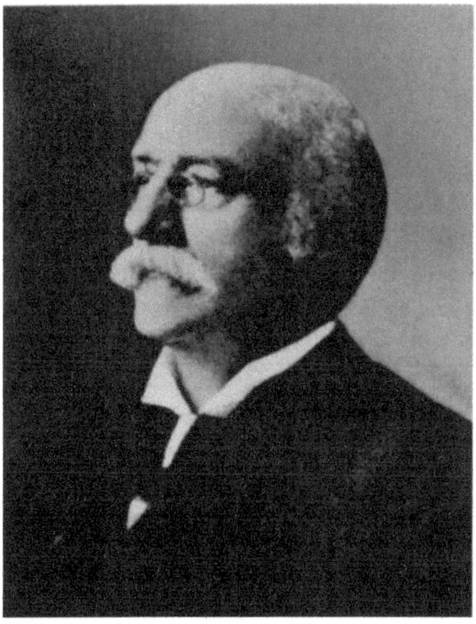

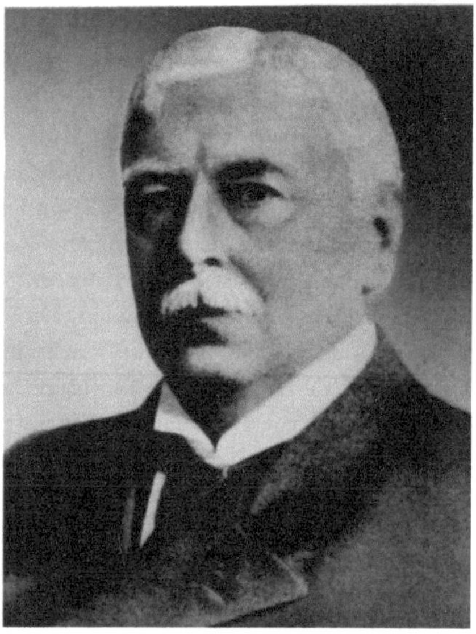

Abb. 20 Camillo Golgi (1843–1926), Professor für Histologie in Pavia, für Anatomie in Siena, für pathologische Anatomie in Pavia. Nobelpreis 1906

Abb. 21 Ronald Ross (1857–1932), Militärarzt in Indien, Direktor des Tropeninstituts in Liverpool, Nobelpreis 1902

Abb. 22 Albert Freeman Africanus King (1841–1914)

Abb. 23 Patrick Manson (1844–1922), Praktischer Arzt in China, Gründer der London School of Tropical Medicine gaben, daß Kinder unter 2 Jahren zu 100% Malariaparasiten beherbergten, Kinder von 2—4 Jahren zu 46%, von 5—10 Jahren zu 23% und Erwachsene dagegen 0%.

Mit eigenen Worten beschrieb dies KOCH in seinem schon erwähnten Vortrag in der Kolonialgesellschaft — 2 Jahre ehe ihm diese Untersuchungszahlen zur Verfügung standen: „Die Neger im Usambaragebirge sind nicht immun, obwohl sie demselben Stamme angehören, wie die an der Küste lebenden. Die Neger an der Küste sind dagegen immun. Der Mschamba — das ist der Neger des Usambaragebirges — kennt seine Empfänglichkeit recht wohl, er weiß, daß, sobald er sein Gebirge verläßt und in die Ebene hinuntergeht, in die Steppe oder gar an die Küste, er das Fieber bekommt. Er nennt die Krankheit Mbu, und wenn man ihn fragt, woher er dieselbe bekommen hat, dann sagt er, daß es da unten Insekten gäbe, welche ebenso wie die Krankheit Mbu genannt werden; diese hätten ihn gestochen, und davon habe er die Krankheit bekommen. Die infizierten Gebirgsneger leiden oft monatelang an dem Fieber, das nicht selten tödlich wird. Wenn einer von ihnen durchgekommen ist, dann kann er zum zweiten Male ruhig zur Küste gehen, er bekommt die Malaria nicht wieder oder höchstens nur noch einmal, und dann schwach. Er ist somit durch das Überstehen der Krankheit immun gegen dieselbe geworden“.

Mit diesen Befunden wurden einige noch offene Fragen der Malariaepidemiologie geklärt, die bis dahin abgelehnte Immunität bei Malaria bewiesen und heute geht man mit gewissen Erfolgaussichten daran, eine aktive Schutzimpfung zu entwikkeln.

Die Chininbehandlung war nicht neu. Nach einer Legende soll die Gräfin ANNA DEL CHINCHON, die Frau des Vizekönigs von Peru durch Chinarinde vom Fieber befreit worden sein, und diese Kenntnis wiederum auf einen fieberkranken spanischen Soldaten zurückgehen, der aus einer Wasserlache trank, dem die Rinde einen bitteren Geschmack verliehen hatte. LINNÉ benannte den Baum deshalb 1747 Chinchona succirubra. Diese Etymologie stimmt aber nicht, China stammt vom indianischen Wort Kina, die Baumrinde, die von Jesuitenpatres nach Europa gebracht und zeitweise mit Gold aufgewogen wurde. — KOCH hat sich eingehend mit der Chinintherapie der Malaria befaßt. Er fand, daß Chinin die Parasiten nicht abtötet, sondern in der weiteren Entwicklung hindert, daß das Präparat also zu einer bestimmten Zeit vor der Vermehrungsphase appliziert werden muß, und er stellte die Beziehungen zwischen Chininmedikation und dem meist tödlichen Schwarzwasserfieber her, einer übersteigerten Hämolyse bei Malaria tropica. Die endgültigen Ursachen sind bis heute nicht geklärt, auch KOCH wandte sich später von seiner anfangs geäußerten Auffassung einer reinen Chininintoxikation ab. Aufsehen erregte KOCHS Strategie der Malariabekämpfung. In seinem Vortrage von 1898 vor der Malariaexpedition äußerte er sich: „Ich bin Hygieniker, und erster Grundsatz der Hygiene ist, daß es besser sei, Krankheiten zu verhüten, als Krankheiten zu heilen und diesen Grundsatz möchte ich auch auf die Malaria angewendet wissen“. Er empfahl deshalb die Chininisierung der gesamten infizierten Bevölkerung in Malariagebieten. Der infizierten und nicht der Gesamtbevölkerung, also keine allgemeine Chininprophylaxe. Das war ein völlig neuer Weg, den Kampf gegen den Parasiten zu richten und nicht gegen die Überträger. Dies hielt KOCH zumindest in den wenig erschlossenen tropischen Gebieten für undurchführbar. RONALD ROSS äußerste später: „Ich gestehe, dass ich zuerst ein wenig starr war — als praktischer Hygieniker — über diese Idee; aber nach und nach erkannten wir, dass sie öfter anwendbar war, als wir vermuthet hatten".

Es wurden große Erfolge erzielt, ausgerottet wurde die Malaria weder mit diesem Verfahren noch mit der Mückenbekämpfung. Aber es kam zunächst zu drastischen Erfolgen, besonders in den europäischen Mittelmeerländern und in Norddeutschland. Die Insel Brioni, damals zu Österreich gehörig, wurde malariafrei. Der Generaldirektor der Insel, PAUL KUPELWIESER, wandte sich (1901) an ROBERT KOCH, was ihm zuerst einen Rüffel, dann ein Dankschreiben des Chefs des Österreichischen Sanitätswesens, Ritter VON KUSY, einbrachte. KOCH sandte seine Mitarbeiter FROSCH und ELSNER nach Brioni und binnen Jahresfrist trat kein neuer Malariafall mehr auf.

Die große Malariaexpedition, auf der KOCH seine Hypothesen bestätigen konnte, war zweigeteilt. Es erfolgte erst eine Vorexpedition mit KOSSEL und PFEIFFER vom 11. August bis zum 2. Oktober 1898 nach Italien, in der er die ihm vor der Abreise bekannt gewordenen Befunde von RONALD ROSS über die Entwicklung der Malariaparasiten in der Mücke bestätigte. Auf der Hauptexpedition wurde KOCH von seiner Frau begleitet, die allerdings wegen gesundheitlicher Beschwerden früher zurückkehren mußte, von Prof. FROSCH, der die Expedition nach dem Italienaufenthalt verließ, um die Pest in Portugal zu studieren, und von Dr. OLLWIG. Im KOCHschen Antrag vom 29. 6. 1898 werden die Kosten der auf zwei Jahre geplanten Hauptexpedition auf 120000 M festgelegt und als Reiseroute sah KOCH vor: Italien, Mocambique, Madagaskar, Reunion, Mauritius, Ceylon, Holländisch-Indien, und zwar die Insel Java, danach in die deutsche Kolonie Neuguinea und auf dem Rückweg Britisch-Indien. Für jeden Ort ist eine genaue Begründung angegeben, weshalb er für die Malaria-Studien notwendig sei. Die Malaria-Expedition vom 20. April 1899 bis August 1900 berührte dann tatsächlich Grosseto in Italien, Java und Neuguinea. In einem Brief an RICHARD PFEIFFER schreibt KOCH, daß die Pest die Ursache sei, daß er nicht nach Madagaskar, Reunion und Mauritius gehen könne. Ich muß bekennen, daß ich ein wenig neugierig war, ob dies der tatsächliche Grund sei oder ob das moderne Wort des Wissenschaftstourismus etwa schon damals in den Behörden geisterte. Im Zentralen Staatsarchiv der DDR ist der Vertrag zwischen der Kolonialabteilung des Auswärtigen Amtes und ROBERT KOCH aufbewahrt und dieser sieht tatsächlich sämtliche von KOCH beantragten Expeditionsorte vor (Abb. 24). Wir müssen uns noch die Frage vorlegen, wie sieht es heute mit der Malaria aus? Die Situation ist unbefriedigend. Die WHO stellte sich bei der 8. Weltgesundheitsversammlung 1955 die Aufgabe, die Malaria in 4 Etappen völlig auszurotten. Der Weg sollte in erster Linie über die Mückenbekämpfung gehen, also den umgekehrten Weg, als KOCH ihn empfahl. Die Anfangserfolge mit DDT und Dieldrin waren erfolgversprechend. Dann kam der große Rückschlag. Es muß weiterhin DDT be-

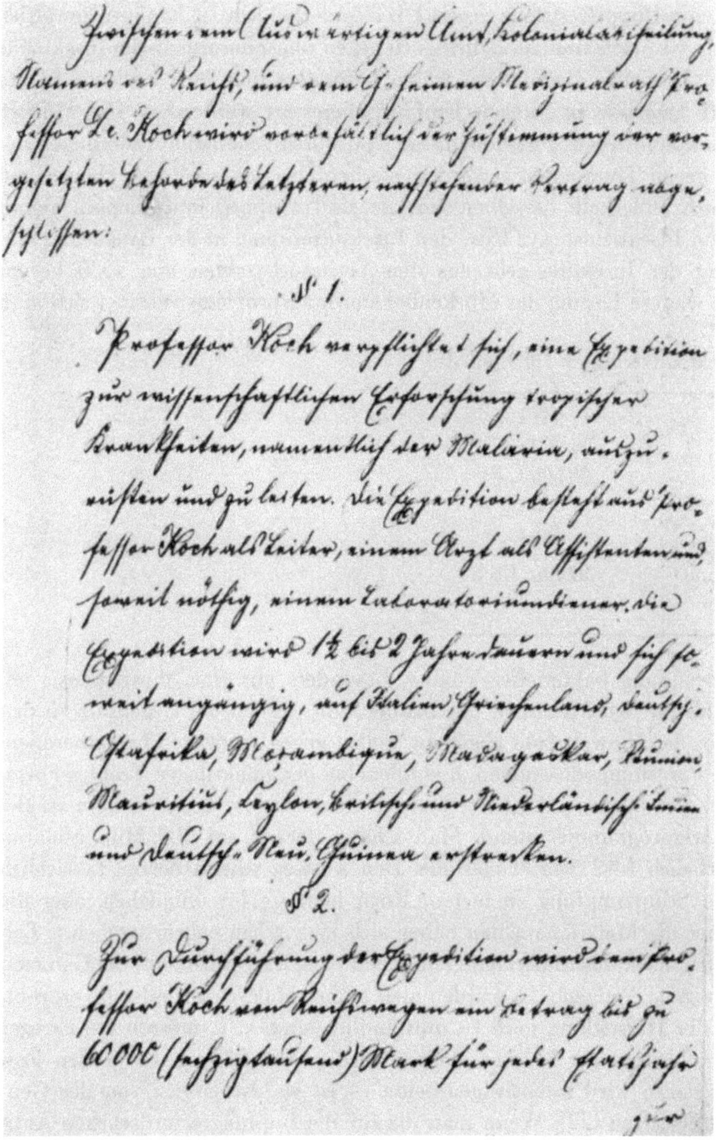
Zwischen dem Auswärtigen Amt, Kolonialabtheilung, Namens des Reichs, und dem Geheimen Medizinalrath Professor Dr. Koch wird vorbehaltlich der Zustimmung der vorgesetzten Behörde des Letzteren, nachstehender Vertrag abgeschlossen:

§ 1.

Professor Koch verpflichtet sich, eine Expedition zur wissenschaftlichen Erforschung tropischer Krankheiten, namentlich der Malaria, auszurüsten und zu leiten. Die Expedition besteht aus Professor Koch als Leiter, einem Arzt als Assistenten und, soweit nöthig, einem Laboratoriumsdiener. Die Expedition wird 1½ bis 2 Jahre dauern und sich soweit angängig, auf Italien, Griechenland, Deutsch-Ostafrika, Mozambique, Madagaskar, Réunion, Mauritius, Ceylon, britisch- und niederländisch-Indien und Deutsch-Neu-Guinea erstrecken.

§ 2.

Zur Durchführung der Expedition wird dem Professor Koch an Reisekosten ein Betrag bis zu 60000 (sechzigtausend) Mark für jedes Etatsjahr zur

Abb. 24 Vertrag zwischen dem Auswärtigen Amt und Robert Koch über die Malaria-expedition 1899–1900 (Zentrales Staatsarchiv der DDR)

nutzt werden, das in den Industriestaaten verboten ist und selbst gegen dieses haben sich resistente Mückenpopulationen entwickelt. Nach dem letzten WHO-Expertenbericht [15] wurde bei 51 Mückenarten Resistenz gegen ein Insektizid nachgewiesen, die Doppelresistenz gegen DDT und Dieldrin ist häufiger geworden und wenigstens 10 Arten sind zusätzlich auch gegen phosphororganische Insektizide unempfindlich. Derartige Resistenzen treten besonders dort auf, wo auch in der Landwirtschaft Pestizide in großem Umfang eingesetzt werden. — Die Mücken haben einen weiteren Ausweg gefunden. Sie sind durch genetische Änderungen unempfindlicher gegen Trockenheit geworden, stechen also außerhalb der Häuser und halten sich auch außerhalb derselben auf, sie sind exophag und exophil. Damit weichen sie den Insektizidsprays bzw. den Insektidresiduen in der Behausung aus. Die Bedeutung der Insektide geht aus den Verbrauchszahlen von 1980 hervor (Tab. 2). Eine weitere Lösung des Mückenbekämpfungsproblems zeichnet sich auch

Tabelle 2 Insektizidverbrauch 1980 [aus 15]

DDT	17 941 t
Malathion	24 260 t
Temephos	38 500 L
Fenitrothion	500 t
Propoxur	523 t
Weltweite Gesamtausgaben	97 Mio US $

durch die Anwendung bakterieller Toxine, besonders aus Bac. thuringiensis ab. Diese Gifte sind für den Menschen unschädlich und werden, im Gegensatz zu den Insektiziden, in der Umwelt bald abgebaut. Selbst gegen moderne Chemotherapeutika sind viele Parasitenpopulationen, besonders bei der gefährlichen Tropica-Form, unempfindlich. Vor allem in Afrika stehen wir heute wieder dort, wo man zu Beginn des Malariaprogrammes stand. Man schätzt derzeit auf 400 Mill. Malariakranke und jährlich 1—2 Mill. Todesfälle. Den Ausweg scheint derzeit tatsächlich nur die aktive Schutzimpfung zu bieten. Koch hielt sie für unmöglich, aber die Kenntnisse über die Malariaparasiten haben sich inzwischen enorm vermehrt. Leider gibt es bisher nicht *das* Malariaantigen, jede Form, die Schizonten, die Gameten usw. besitzen eigene Antigene. Es wurden aber schon erfolgreich Impfstoffe erprobt, die jedoch in der Herstellung noch zu umständlich sind, z. T. müssen die Erreger aus den Speicheldrüsen der Mücken isoliert werden. Die Lösung des großen Problems — und daran wird intensiv gearbeitet — ist wahrscheinlich von der Gentechnologie zu erwarten [22]. Wenn man die für die Impfung erforderlichen Antigene der Parasiten in Bakterien klonieren kann, wird genügend Impfstoff zur Verfügung stehen. Dann kann der gleiche Erfolg erreicht werden, wie er bei der Ausrottung der Pocken erreicht zu sein scheint. Der durchschlagende Erfolg in dieser Richtung wird aber nicht in Jahren, sondern erst in Dekaden erwartet.

Die nächste Expedition Kochs, die ihn 1903—1904 wieder für $1^1/_2$ Jahre nach Südafrika führte können wir hier nur streifen. Sie erfolgte wieder auf dringende Einladung der südafrikanischen Regierung, um das Rhodesische Rotwasser, eine tödliche Infektion der Rinder zu untersuchen. Koch gelang es, diese Krankheit von dem schon früher von ihm untersuchten Texasfieber, einer Protozoenerkrankung, zu trennen. Es handelte sich um eine eigenständige Krankheit, die durch ein ähnliches Protozoon, Theileria parva, hervorgerufen wird und Koch prägte für diese Erkrankung den Namen afrikanisches Küstenfieber oder African Coast Fever. Die für die Diagnostik wichtigen Restkörper der Schizonten in den Lymphknoten tragen bei den Parasitologen noch heute den Namen „Robert Koch'sche Blaue Kugeln". Er konnte auch nachweisen, daß Zecken der Gattung Rhipicephalus Überträger und Zwischenwirte sind; ein Schutzimpfungsverfahren zu finden, nach dem er strebte, gelang ihm nicht. Auch die afrikanische Pferdepest, die Pferdesterbe, konnte nicht durch ein Impfverfahren beherrscht werden. Diese Erkrankung wurde von der Kochschen Expedition gleichfalls bearbeitet. Wie man heute weiß, war ein Erfolg mit den damals zur Verfügung stehenden Mitteln auch nicht möglich, es ist dazu ein attenuierter Lebendimpfstoff erforderlich, der erst nach Adaptation des Virus an Mäuse 1936 durch Alexander zur Verfügung stand.

In diese Expedition fällt der 60. Geburtstag Kochs. Am Tag danach überrascht er seine Begleiter mit der Mitteilung, daß er sein Rücktrittsgesuch als Direktor des Instituts für Infektionskrankheiten eingereicht habe. Auf die erschreckte Frage von Kleine nach dem Warum antwortete Koch: „Ich will ganz frei und von keinem Menschen abhängig sein, niemanden um etwas bitten". Dem Kochschen Wunsche wurde später stattgegeben und in einem Brief an seinen Freund Libbertz schreibt er: „Ich werde vom 1ten October (1904) ab pensionirt, soll aber als Mitglied der Academie eine so hohe Renumeration erhalten, daß ich von meinem jetzigen Diensteinkommen nichts verliere".

Eine kleine Geschichte, die ein bezeichnendes Licht auf den Menschen Koch wirft, ist noch mit dieser Küstenfieberexpedition verbunden. Koch wurde von Lord Cramer in Kairo gebeten, auf der Rückreise nach Kairo zu kommen, um seinen Rat bei der Bekämpfung der Rinderpest zur Verfügung zu stellen. Gleichzeitig wurde er um Angabe der anfallenden Kosten gebeten. Koch nannte eine relativ kleine Summe und bei der Ankunft stellte sich ein Mißverständnis heraus. Der zuständige Beamte hatte angenommen, Koch meine diese Summe als Tageskostensatz. Koch war nicht zu bewegen, mehr als das Geforderte anzunehmen.

Die beiden letzten Expeditionen, 9 Monate und 1½ Jahr dauernd, galten der Schlafkrankheit. Diese Seuche war ursprünglich nur vom Senegal bis nach Angola verbreitet, sie war den Sklavenhändlern bekannt und wehe dem Unglücklichen, bei dem die typischen Lymphdrüsenschwellungen des Halses (Abb. 25) auf der Überfahrt in die Neue Welt entdeckt wurden. Er wurde erbarmungslos über Bord geworfen. Mit den Resten der Emin Pascha Expedition wurde die Schlafkrankheit 1896 vom Kongo nach Busoka in Uganda verschleppt und begann, sich nach Tansania auszubreiten.

Die ersten Trypanosomen fand Koch schon 1881 im Blut eines Hamsters (Abb. 26). Er hält sie für identisch mit den flagellated organisms von Lewis, dem heutigen Trypanosoma lewisi. Weitere Erfahrungen sammelte er bei der Rinderpestexpe-

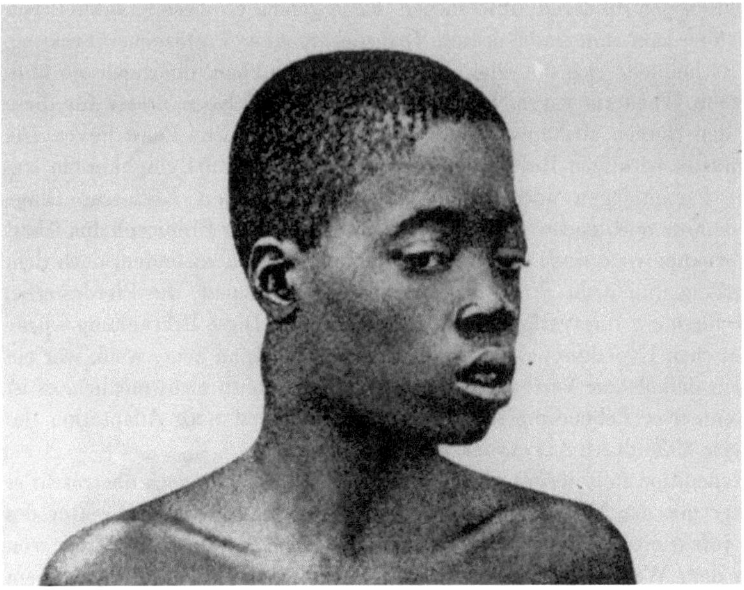

Abb. 25 Lymphknotenschwellung am Hals bei Schlafkrankheit. Photo: F. K. Kleine

dition 1896/97, als er die Tsetsekrankheit der Rinder in Ostafrika untersuchte. Der Erreger dieser Krankheit wurde 1895 von Bruce (Abb. 27) entdeckt und von ihm gefunden, daß er durch eine Stechfliege, Glossina morsitans, die Tsetsefliege, übertragen wurde. Im Jahre 1881 war von Evans der Erreger der Surra in Asien, eine vorwiegend Pferde und Esel befallende Trypanosomenerkrankung gefunden worden. Bis zur Jahrhundertwende glaubte man, daß die Trypanosomen Menschen nicht befallen könnten, da fand Dutton 1901 (Abb. 28) in Gambia im Blute Trypanosomen bei einem Menschen, der unter Malariaverdacht stand, auf Chinin aber nicht reagierte. Castellani sah diese Trypanosomen 2 Jahre später in der Zerebrospinalflüssigkeit von Schlafkranken, und es war wieder Bruce, der die Ätiologie der afrikanischen Trypanosomiasis endgültig sicherte und eine andere Stechfliegenart, Glossina palpalis (Abb. 29) als Überträger nachwies. Die Seuchenlage war inzwischen gefährlich geworden, in Uganda waren mehr als 200 000 Menschen der Schlafkrankheit erlegen.

Die erste Expedition erfolgte auf Einladung des Gouvernements der Kolonie Ostafrika — Koch war ja inzwischen wunschgemäß frei von Verpflichtungen — und er befaßte sich nicht nur mit Vorstudien zu den Schlafkrankheitsuntersuchungen, er konnte dabei auch noch die Überträgerrolle der Zecken für das afrikanische Rückfallfieber, einer Spirochäteninfektion, nachweisen. Wie bei allen Expeditionen hat sich Koch nicht auf ein Thema beschränkt, er nahm sich aller interessanten Objekte und offenen Probleme an, die sich ihm boten.

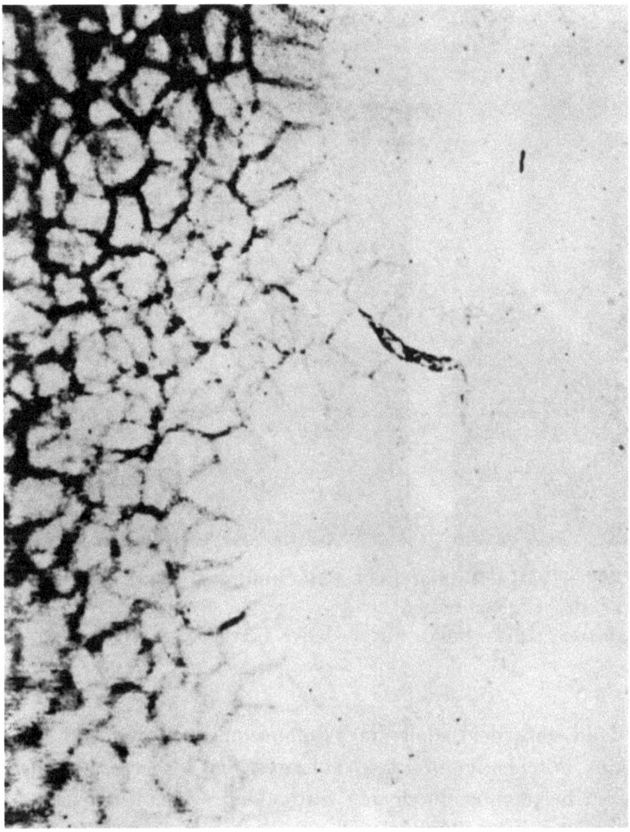

Abb. 26 „Blut vom Hamster mit monadenartigen Parasiten." Koch ordnet sie in seiner Arbeit: Zur Untersuchung von pathogenen Mikroorganismen (Mitt. Kais. Gesundh.Amt I (1881) 1—48) zu den „Geißelmonaden"

Es wäre reizvoll, den Wegen der großen Schlafkrankheitsexpedition zu folgen, zumal Koch ein Tagebuch hinterließ, das publiziert wurde. Er wurde von den Professoren Kleine und Beck begleitet (Abb. 30) und die Gruppe war zunächst in der biologischen Station Amani im Ostusambaragebirge stationiert, danach am Südufer des Viktoriasees in Muanza. Da sich dort, entgegen allen Annahmen keine Schlafkrankheit fand, ging Koch auf englisches Gebiet (Abb. 31). Die Sese-Inseln am Nordwestufer des Viktoriasees boten ein reiches Material. Bald war aus der Forschungsexpedition ein Hospital geworden. Täglich wurden bis zu 1000 Kranke behandelt und untersucht (Abb. 32). Koch setzte zur Behandlung das neue Atoxyl ein, ein arsenhaltiges Präparat, mit dem die Trypanosomen aus dem Blut verschwanden, leider nicht endgültig und mit dem Opfer, das 1,5% der Behandelten erblindete. Diese Therapie bleibt aber eine der hervorzuhebenden Leistungen die-

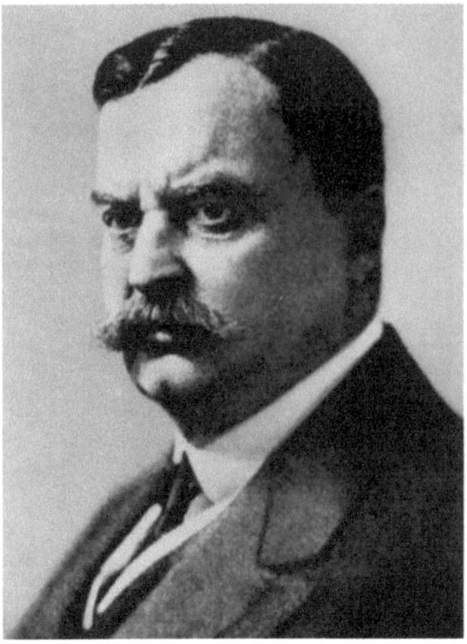 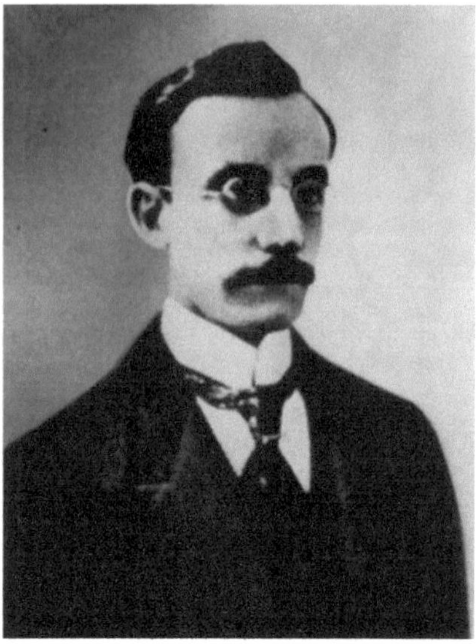

Abb. 27 David Bruce (1855—1931), Militärarzt auf Malta und in Afrika; Entdecker des Erregers des Maltafiebers („Brucella melitensis")
Abb. 28 John Everret Dutton (1874—1905), Mitglied der Liverpooler Tropenmedizinschule

ser Expedition. Koch fand außerdem, daß die Trypanosomen in den Glossinen einen Entwicklungszyklus durchlaufen müssen, entgegen der bisherigen Ansicht einer rein mechanischen Übertragung durch den Stich. Und schließlich wurde in Fortführung seiner bisherigen Einstellung als Hygieniker auch nach Wegen gesucht, die Infektionsketten zu unterbrechen. Durch eine Vernichtung des Erregers mit Atoxyl war dies nicht möglich, davon hatte er sich überzeugt, also mußte der Überträger zusätzlich bekämpft werden. Koch suchte nach den sonstigen Nahrungsquellen und glaubte, daß die Fliegen, die nur tagsüber stechen, ihr Blut in erster Linie von den Krokodilen bezögen. Also empfahl er die Ausrottung der Krokodile und als weitere Maßnahme, die dann auch praktisch erfolgreich erprobt wurde, die Abholzung im Bereich der Flüsse und Seeufer. Mit den Glossinen verschwand die Schlafkrankheit.

Im Lichte heutiger Kenntnisse hat Koch schon 1904 eine grundlegende Entdekkung gemacht. Er sprach von der Mutabilität bestimmter Trypanosomen und glaubte, die Virulenzschwankungen beruhten darauf, daß sie sich noch nicht an den endgültigen Wirt, den Menschen, das Rind oder Pferd angepaßt hätten. Auf die Virulenzschwankungen geht er dann auch noch in einem seiner beiden Trypanosomenvorträge ein, die er in der Akademie hielt. Heute ist bekannt, daß die Trypanosomen immunologisch eine Sonderstellung einnehmen. Sie sind in der Lage, die chemische Konfiguration ihrer Oberflächen-Glykoproteine laufend zu wechseln.

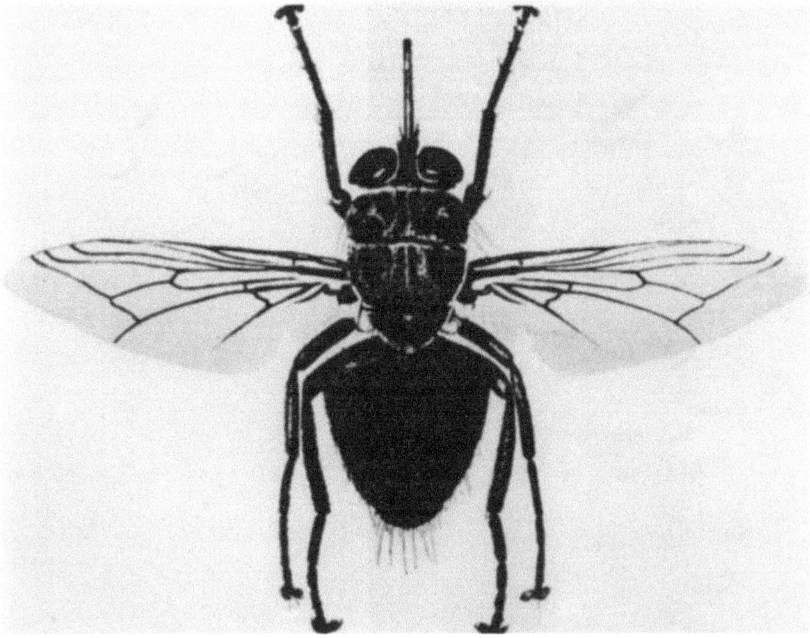

Abb. 29 Glossina palpalis, Überträger der Schlafkrankheit (afrikanische Trypanosomiasis)

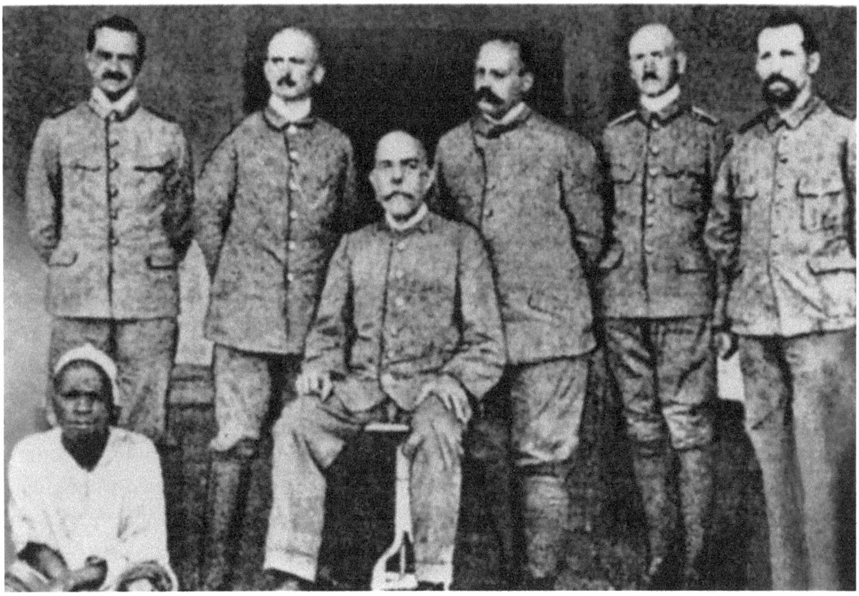

Abb. 30 Schlafkrankheitsexpedition 1905/06. Von links nach rechts: Kudicke, Kleine, Koch, Beck, Panse, Sacher

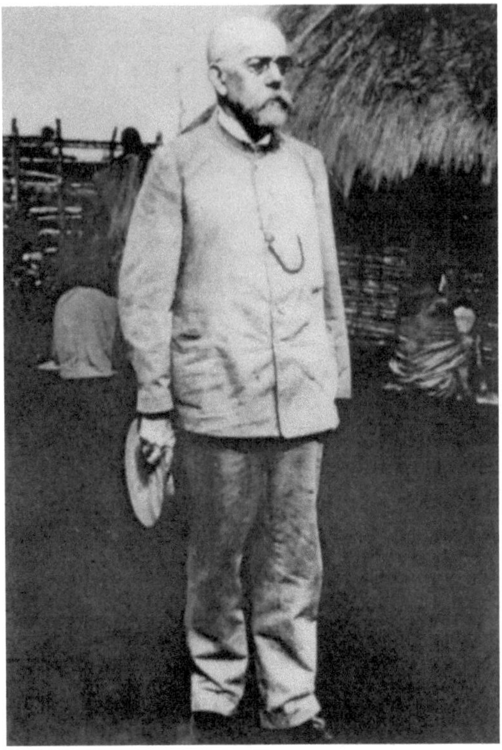

Abb. 31 Robert Koch auf den Sese-Inseln im Viktoriasee (1906)

Normalerweise werden beim Eindringen von Bakterien und Viren sofort Antikörper gebildet, mit deren Hilfe der Organismus die Eindringlinge dann besser eliminieren und vernichten kann. Sobald sich ein Antikörper gegen ein Trypanosoma gebildet hat, wechselt es seine Oberflächenantigene, der Organismus hat dagegen keine Antikörper parat, die Infektion kann weitergehen. Bei einem einzigen Trypanosoma-Clon hat man bisher 101 distinkte Oberflächenantigenformen hervorgehen sehen, die maximal mögliche Zahl ist unbekannt [18]. Außerdem wirken die Trypanosomen noch immunsuppressiv, d. h. sie unterdrücken die Antikörperbildung. Diese Eigenschaften erschweren die Bekämpfung der Schlafkrankheit ungemein, die Entwicklung eines Impfstoffes, wie bei der Malaria, ist deshalb gegenwärtig nicht abzusehen, es werden weiterhin Medikamente, neuere, wirksamere, erforderlich sein. An der Schlafkrankheit leiden derzeit noch mehrere Millionen Menschen, in Zaire waren von den 14 Mill. Einwohnern noch vor wenigen Jahren 1% von Trypanosomen befallen. Die tierischen Trypanosomenerkrankungen, die Nagana der Rinder, bieten gleichfalls große wirtschaftliche Probleme, da südlich der Sahara mehr als 200 Mill. Menschen durch Ertragsausfälle an Fleisch und Milch in ihrer Versorgung bedroht sind.

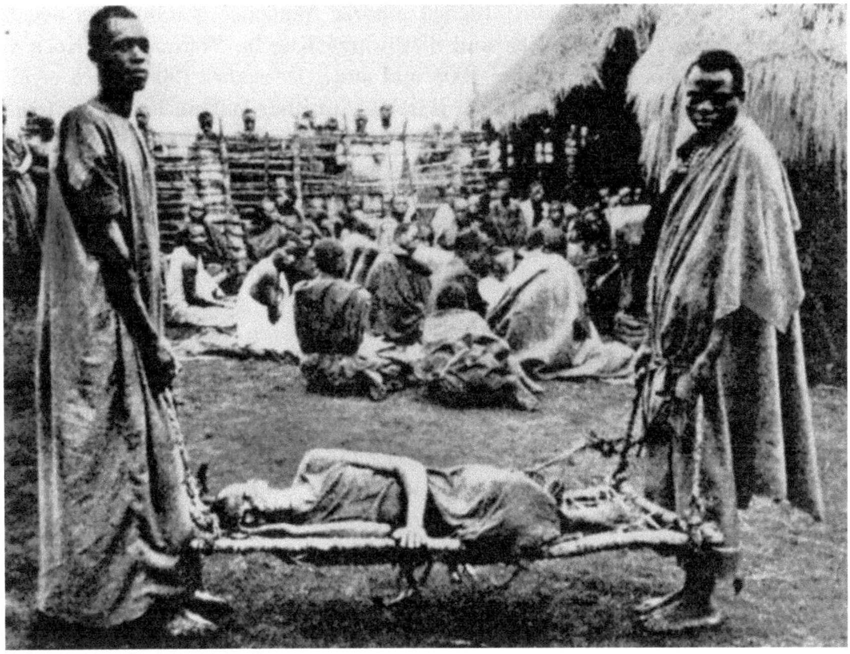

Abb. 32 Schlafkrankentransport in Ostafrika, 1906. Photo: F. K. Kleine

Der Bekämpfung tropischer Seuchen, der sich ROBERT KOCH in den letzten Jahren seines Lebens verschrieben hatte, sind auch heute noch große Aufgaben gestellt, die in den Entwicklungsländern nur mit internationaler Zusammenarbeit lösbar sind. Die Grundlagen der Bekämpfung wurden zu einem guten Teil auch von KOCH geschaffen. Es bedarf nun des weiteren Einsatzes der Forschung, wirksamere und unschädlichere Insektizide oder andere Bekämpfungsverfahren zu finden, neue Medikamente und Schutzimpfungsverfahren sind zu entwickeln. Trotz aller Anstrengungen wird der Kampf um die Ausrottung tropischer Seuchen nur sehr langsam zum Erfolg führen.

Mit der Schlafkrankheitsexpedition war KOCHS Arbeit noch nicht abgeschlossen. Eine Reise nach Japan und Amerika schloß sich an und beim Washingtoner Tuberkulose-Kongreß vertrat er noch mit Nachdruck seine These, daß der Rindertuberkelbazillus für den Menschen unschädlich sei. ROBERT KOCH hatte sich, wie bekannt wurde, in dieser Einschätzung geirrt. Lassen Sie mich dazu JOHANNES KATHE [6] zitieren: „Die Bedeutung Robert Koch's und seine wissenschaftliche Größe werden dadurch nicht geringer. Wer bescheiden in seinem engen Kreise sich bewegt, ist der Gefahr des Irrens weniger ausgesetzt, als die kühnen Bahnbrecher, die Neuland erobern. Wie sagt doch GOETHE: ‚Wer nicht mehr irrt, der lasse sich begraben'." ROBERT KOCH wurde auf Vorschlag von MUNK, ENGELMANN, WALDEYER und

HERTWIG am 5. Mai 1904 zum Mitglied unserer Akademie gewählt. Bei der Abstimmung fanden sich 36 weiße und 8 schwarze Kugeln. Viermal trat KOCH vor seine Kollegen, am 23. November 1905 und am 3. Dezember 1908 sprach er über Trypanosomen, am 1. Juli 1909 hielt er seine Antrittsrede. Sein letzter Vortrag in der Akademie über die Epidemiologie der Tuberkulose am 7. April 1910 war sein letzter überhaupt. Zwei Tage später erlitt er einen schweren Herzanfall, von dem er sich zwar erholte und zur Kur nach Baden-Baden fahren konnte, aber am 27. Mai 1910 vollendete sich das Leben dieses Mannes, der einer der größten in der Medizin war. Genialität, die ihm gegeben war, gepaart mit unendlichem Fleiß und Selbstdisziplin, Bescheidenheit den eigenen Leistungen gegenüber, aber ein ausgeprägtes Selbstbewußtsein zu den erzielten Ergebnissen und sein hohes Verantwortungsgefühl für die Volksgesundheit sollten Anlaß genug sein, ihn auch heute noch als Vorbild für unsere akademische Jugend zu empfehlen. Mit allen notwendigen Adaptationen an unsere Zeit und unsere Aufgaben muß, wenn wir seinen Wegen auch weiterhin folgen wollen, ein Satz im Mittelpunkt stehen, den ROBERT KOCH an jenem denkwürdigen 24. März aussprach: „Meine Untersuchungen habe ich im Interesse der Gesundheitspflege vorgenommen und dieser wird auch, wie ich hoffe, der größte Nutzen daraus erwachsen".

Literatur

[1] W. G. Browne's Reisen in Afrika, Aegypten und Syrien. Leipzig und Gera 1800.
[2] BULLOCH, W.: The History of Bacteriology. Oxford Univ. Press. London 1960.
[3] Collected Papers of Shibasaburo Kitasato, Kitasato-Univ. Tokyo 1977.
[4] GENSCHOREK, W.: Robert Koch. Leipzig 1975.
[5] GODLEE, R. J.: Lord Lister. Leipzig 1925.
[6] KATHE, J.: Robert Koch und sein Werk. Abh. Dtsch. Akad. Wiss. zu Berlin, Klasse für Medizin, Jg. 1960 Nr. 6, Akademie-Verlag 1961.
[7] KLEINE, F.-K.: Mit Robert Koch in Afrika und in der Heimat. Z. Hyg. **125** (1944), 265—286.
[8] LOEFFLER, F.: Robert Koch zum 60. Geburtstage. Dtsch. med. Wschr. **29** (1903) 937—943.
[9] LOEFFLER, F.: Zum 25jährigen Gedenktag der Entdeckung des Tuberkelbacillus. Dtsch. med. Wschr. **33** (1907) 449—451; 489—495.
[10] MAYER, M.: Exotische Krankheiten. Berlin 1929.
[11] MOCHMANN, H. und W. KÖHLER: Robert Koch-Bibliographie (1865—1980). DDR-Medizin-Report **10** (1981) 959—1015.
[12] MOHR, W., H.-H. SCHUMACHER und F. WEYER (Hrsg.): Lehrbuch der Tropenkrankheiten. 4. Aufl. Stuttgart 1975.
[13] MÖLLERS, B.: Robert Koch. Persönlichkeit und Lebenswerk. Hannover 1950.
[14] OLPP, G.: Hervorragende Tropenärzte in Wort und Bild. München 1932.
[15] PANT, C. P., N. RISHIKESH, Y. H. BANG, and A. SMITH: Progress in malaria vector control. Bull. Wld Hlth Org. **59** (1981) 325—333.
[16] PFEIFFER, R.: Beiträge zur Protozoenforschung. I. Die Coccidienkrankheit der Kaninchen. Berlin 1892.

[17] Plowright, W., J. G. Cruickshank, and A. P. Waterson: The morphology of rinderpest virus. Virology 17 (1962) 118–122.
[18] Rice-Ficht, A. C., K. K. Chen, and J. E. Danelson: Sequence homologies near the C-termini of the variable surface glycoproteins of Trypanosoma brucei. Nature **294** (1981) 53.
[19] Ross, R.: Der Antheil Koch's an der Malariaforschung. Dtsch. med. Wschr. **29** (1903) 944–945.
[20] Schadewald, H.: Die Entdeckung des Tuberkulins. Dtsch. med. Wschr. **100** (1975) 1923–1932.
[21] Schwalbe, J. (Hrsg.): Gesammelte Werke von Robert Koch. Leipzig 1912.
[22] Wernsdorfer, W. H.: Prospects for the development of malaria vaccines. Bull. Wld. Hlth. Org. **59** (1981) 335–341.
[23] Zeiss, H. und R. Bieling: Behring. Gestalt und Werk. Berlin 1940.

Abbildungsnachweis

Abb. 3, 10, 30, 32 aus Möllers [13]
Abb. 4, 6, 7, 9 aus Genschorek [4]
Abb. 5, 12, 14, 15, 17–23, 27, 28 aus Olpp [14]
Abb. 8, 13 aus Bulloch [2]
Abb. 11 aus Zeiss u. Bieling [23]
Abb. 16 aus Collected Papers of Shibasaburo Kitasato [3]
Abb. 25, 29 aus Mayer [10]
Abb. 31 aus Kathe [6]

Rudolf Baumann

Das Wirken Robert Kochs in der Akademie der Wissenschaften

Sehr verehrter Herr Präsident,
meine sehr verehrten Damen und Herren!

Ich glaube sicher auch in Ihrem Namen zu sprechen, wenn ich Herrn Köhler für seinen so informativen Festvortrag anläßlich des 100. Jahrestages der Entdekkung des Tuberkelbazillus durch Robert Koch am 24. März 1882 sehr herzlich danke.

In diesem Zusammenhang darf ich daran erinnern, daß Robert Koch am 5. Mai 1904 zum Ordentlichen Mitglied unserer Akademie gewählt wurde und 1905, in dem Jahr der Nobelpreisverleihung, einen Vortrag unter dem Vorsitz von Herrn Wilhelm Waldeyer über die Unterscheidung der Trypanosomen-Arten hielt. Im Jahre 1909 erfolgte aber erst seine offizielle Antrittsrede — übrigens ein Jahr vor seinem Tode — die die Entwicklung der Bakteriologie beinhaltete und in der Koch, dem akademischen Brauch entsprechend, seine wissenschaftliche Laufbahn darlegte. Diese in ihrer Klarheit und ihrem zukunftsträchtigen Informationsgehalt so hervorragende Antrittsrede gipfelte in der nüchternen Darlegung seiner die Bakteriologie praktisch begründenden Forschungen mit folgenden Worten: „Es gelang mir und meinen Mitarbeitern in rascher Folge, die Erreger und damit die Ätiologie einer Anzahl von Infektionskrankheiten zu entdecken, von denen ich nur die Wundinfektionskrankheiten, Tuberkulose, Cholera, Typhus, Diphteritis, nennen will. Diese Entdeckungen, nachdem die richtigen Methoden gefunden waren, und uns gewissermaßen wie reife Früchte in den Schoß fielen, wurden dann auch für praktische Zwecke möglichst ausgenutzt, so für die Seuchenbekämpfung, wie sie in bezug auf Cholera, Typhus, Malaria mit Erfolg ausgeübt wird; ferner die spezifische Prophylaxe und Behandlung der Infektionskrankheiten, teils direkt mit Präparaten, welche aus den Bakterienkulturen gewonnen werden, teils indirekt durch Vermittlung von Tieren, welche, nachdem sie mit Hilfe der Bakterienkulturen immunisiert sind, den Heilstoff in ihrem Blutserum enthalten.

Solange es sich bei diesen Forschungen um einheimische Krankheiten handelte, konnten die betreffenden Untersuchungen im Inlande ausgeführt werden. Als sich dann aber die Notwendigkeit ergab, auch exotische Seuchen wie Cholera und Pest in den Bereich der Untersuchungen zu ziehen, da blieb nichts anderes übrig, als die Arbeitsstätte in die Heimat dieser Seuchen zu verlegen. Die hierdurch veranlaßten Expeditionen haben mich eine Reihe von Jahren hindurch in tropische Länder geführt."

Wenn man sich vergegenwärtigt, welch kaum zu ermessende Bedeutung die Forschungen Robert Kochs für die Heilung und Vorbeugung solcher Krankheiten wie der Tuberkulose, Cholera, Pest, Schlafkrankheit, Malaria, des Milzbrandes und bakterieller Infektionen schlechthin hatten, dann bewegen uns die sachbezogenen bescheidenen Worte, die er für die Einschätzung seines Werkes in der Antrittsrede in der Akademie der Wissenschaften fand, zutiefst.

Die Arbeiten Robert Kochs und besonders auch die erwähnten Vorträge in unserer Akademie sind geradezu ein Vorbild einer wissenschaftlichen Abhandlung. Nachdem Robert Koch am 24. März 1882 der Berliner Physiologischen Gesellschaft seine Entdeckung über den Nachweis des Tuberkel-Bazillus als Erreger der Tuberkulose darlegte, hat er sich mit der Tuberkulose praktisch sein ganzes Leben beschäftigt. Als sich am 27. Mai 1910 sein Leben vollendete, hatten nicht nur die Tuberkulose, sondern auch die Infektionskrankheiten viel von ihrem Schrecken verloren, und sie wurden nicht mehr fatalistisch als Naturkatastrophen angesehen, zumal Robert Koch und seine Schüler, ich nenne hier stellvertretend für viele andere Emil Behring, hervorragende Forschungen auf dem Gebiet der Serumtherapie, der passiven Immunisierung und der Immunologie leisteten.

Wenn wir uns in unserer heutigen Festsitzung und auch in der Sitzung der Klassen Medizin und Biowissenschaften heute nachmittag mit Robert Koch als dem Schöpfer der modernen Bakteriologie in ehrendem Gedenken befassen, so möchte ich an die Worte von v. Harnack (1906) erinnern, der einmal in einer akademischen Rede sagte: „Vernachlässigen Sie die Geschichte nicht, die große Geschichte und die Ihrer Wissenschaft. Man kann keine Erkenntnisse sammeln, ohne sich mit den Persönlichkeiten innerlich zu berühren, denen man sie verdankt und ohne den Weg zu kennen, auf dem sie gefunden worden sind. Keine höhere wissenschaftliche Erkenntnis ist eine bloße Tatsache, jede ist einmal erlebt worden und an dem Erlebnis haftet ihr Bildungswert."

Meine sehr verehrten Damen und Herren, mit diesen kurzen Ausführungen möchte ich schließen und die Diskussion eröffnen.

Kurt Ziegler

Robert Koch und die Tropenmedizin — ein Ausblick in die Gegenwart

Unter den Menschen aller Hautfarben und Völker — mögen sie in noch so entfernten Gegenden leben — begegnet uns eine Fülle von Begabung und Leistungsbereitschaft. Und dennoch, die epochalen Entdeckungen und Erfindungen, die Sternstunden der Menschheit, sind rar. Es muß zweifellos zu einer günstigen Konstellation verschiedener Faktoren kommen, damit das begnadete Talent den außergewöhnlichen Erfolg erringen kann. Der Stand der Entwicklung der Gesellschaft und der Wissenschaft z. B. gehören dazu.

Nach unserem heutigen Verständnis hätte der Lebensweg des Arztes Robert Koch eine solche Sternstunde eigentlich nicht verursachen dürfen, denn — wie mein Vorredner bereits andeutete — der Zensurenspiegel seines Abiturs ließe heute ein Medizinstudium kaum zu. Es würde dem Wahrheitsbegehren dieses großen Mannes nicht gerecht, wenn wir nicht auch seine menschlichen Schwächen erwähnen wollten — er war darin ganz gewiß ein Mensch wie Sie und ich.

Gestatten Sie mir am Vorbild Kochscher Ehrlichkeit und kompromißloser Unbeirrbarkeit in thematischer Ergänzung des Festvortrages eine kurze Analyse dessen, wie 3 Generationen nach Robert Koch dessen Erkenntnisse genutzt haben. Ich kann hier natürlich nur auf die wichtigsten tropischen Infektionen des Menschen Bezug nehmen, die Koch in starkem Maße beschäftigt haben. Darüber hinaus kommen ihm — wie bereits erwähnt wurde — auch große Verdienste in der Veterinärmedizin zu.

Um es vorwegzunehmen — die warmen Länder sind auch heute noch Konzentrationspunkt gefährlicher Seuchen. Die Folgen der nur langsam zu überwindenden kolonialen Unterdrückung, Mängel der Siedlungskultur, der Zivilisation und der sozioökonomischen Verhältnisse, gefördert durch religiös verbrämten Aberglauben und Unwissenheit waren und sind neben klimatischen und terrestrischen Einflüssen dafür wichtige Ursachen.

Die gegenwärtige Tuberkulose-Problematik ist dadurch charakterisiert, daß in den hochentwickelten Industriestaaten das Infektionsrisiko jährlich um etwa 12% abnimmt; die Erkrankung manifestiert sich ganz überwiegend im höheren Lebensalter.

In den Entwicklungsländern dagegen ist die Tuberkulose hauptsächlich eine Erkrankung jüngerer Menschen mit entsprechend hohen sozialen Kosten. Es gibt dort nach WHO-Schätzungen über 10 Millionen neuer „offener" Tuberkulosefälle jährlich. Die neueste WHO-Statistik (Tab. 1) berichtet über mehr als 1 Million neu registrierter Erkrankungen pro Jahr. Die Abnahme an Todesfällen geht leider nur zugunsten der entwickelten Länder.

Tabelle 1 Weltweite Tuberkulosesituation 1965—1979

	Neuregistrierte Tbc-Fälle 1965	1970	1975	1979
Zahl der Länder	126	137	140	108
Bevölkerung (mal 1000)	1 192 277	1 553 069	2 436 148	2 319 019
Tbc-Fälle	1 252 007	1 316 686	1 470 410	1 169 518
	Tod durch Tbc			
	1965	1970	1975	1979
Zahl der Länder	116	134	112	61
Bevölkerung (mal 1000)	1 223 808	1 488 900	1 426 245	1 001 894
Tbc-Todesfälle	178 213	156 880	121 634	53 545

Berücksichtigt man die prinzipiell guten Behandlungsmöglichkeiten, dann sind diese absolut unvollständigen Zahlen höchst alarmierend.

Ausgehend von der Entdeckung des Choleraerregers (1883) durch Robert Koch und dessen Erkentnissen über die Verhütung der Infektion führte die Forschung inzwischen zu einer bemerkenswerten Wissenserweiterung vor allem auf dem Gebiet der Pathogenese und der Therapie dieser Erkrankung. Erwähnt seien hier nur die schweren Elektrolyt- und Flüssigkeitsdysregulationen durch das Choleraenterotoxin und die Antibiotikatherapie mit der Gefahr rascher Resistenzbildung. In gut ausgerüsteten Krankenhäusern gelingt es heute, die Sterblichkeit auf weniger als 1% zu senken.

Seit 1961 wurde der klassische Kochsche Vibrio cholerae durch den Biotyp El Tor verdrängt und im Rahmen der 7. Cholerapandemie, die vor etwa 20 Jahren begann, haben sich die uralten asiatischen Endemiezentren vor allem nach Afrika ausgedehnt (Tab. 2 und 3).

Die Choleraimpfung mit ihrem begrenzten Schutz für kurze Zeit hat die in sie gesetzten Erwartungen aus epidemiologischer Sicht nicht erfüllt, ja sie kann sogar zu einem falschen Sicherheitsgefühl führen. Die wichtigsten antiepidemischen Maßnahmen basieren unverändert auf den Kochschen Prinzipien der Reinhaltung der Nahrungsmittel, vor allem des Trinkwassers, und der sofortigen Erfassung und Isolierung von Bakterienausscheidern. Unter strikter Beachtung dieser Erkenntnisse wurde z. B. für den Aufenthalt von etwa 2 Millionen Pilgern in Mekka und Medina 1981 kein Impfzertifikat mehr gefordert, obwohl bekannt war, daß Cholera in vielen Ländern vorherrschte, aus denen diese Pilger kamen. Eine Epidemie entwickelte sich nicht.

Tabelle 2 Cholera 1975—1980

	1975	1976	1977	1978	1979	1980
Zahl der Länder	29	27	35	40	43	43
Zahl der Erkrankungen	92 123	66 020	58 087	74 632	56 813	36 815

Tabelle 3 Cholera 1980

Region	Zahl der Erkrankungen
Afrika (Tansania, Kenya, Liberia)	17 675
(Nord) Amerika	13
Asien (Indien, Indonesien, Thailand)	19 108
Europa	16
Ozeanien	3
	36 815

Bedrückender ist die Malariasituation. Tab. 4 zeigt die der WHO gemeldeten Malariafälle. Diese Zahlen entsprechen jedoch nur der Spitze eines Eisberges, da

- nur die großen, epidemiologisch bedeutsamen Regionen erfaßt wurden,
- importierte Fälle nicht berücksichtigt sind und
- eine Reihe epidemiologisch wichtiger Länder — vor allem südlich der Sahara — nicht erfaßt sind, andere nur über wenige Monate des Jahres gemeldet haben.

Tabelle 4 Malaria 1979

Region	Zahl der gemeldeten Erkrankungen
Afrika (nördl. Sahara) (Ägypten, Marokko, Libyen)	1 084
Afrika (südl. Sahara) (Nigeria, Angola, Senegal)	5 869 802
Zentralamerika (El Salvador, Guatemala, Haiti)	258 059
Südamerika (Brasilien, Kolumbien, Peru)	258 191
Europa (Türkei)	29 323
Asien (westl. Indien) (Afghanistan, Iran, Pakistan)	91 973
Indien, Bangladesh, Sri Lanka, Nepal, Malediven	3 174 937
Ostasien/Ozeanien (China, Thailand, Indonesien)	3 187 727
	12 871 096

Die Dunkelziffer ist auch deshalb so hoch, weil der Parasitennachweis nicht konsequent geführt wird und weil man, z. B. aus Gründen der Touristik, die Meldungen vernachlässigt — letzteres gilt leider auch für eine Reihe anderer Infektionen. Koch war davon überzeugt, daß es durch konsequentes Aufspüren der Malariaparasitenträger einerseits und durch eine ebenso konsequente Chininbehandlung andererseits gelingen müßte, „jede Malariagegend je nach den Verhältnissen ganz oder doch nahezu frei von Malaria zu machen" [7]. Der Mückenbekämpfung räumte er keine Chancen ein: „Bei den von mir angewendeten Maßregeln spielen die Mücken gar keine Rolle, dieselben bleiben ganz außer Betracht" [8].

Aus den zunächst spektakulären Erfolgen des Malariaausrottungsprogramms der WHO bis zu den 60iger Jahren, das in besonders starkem Maße die Mückenbekämpfung einschloß, ist inzwischen große Besorgnis geworden, denn Vektoren und Plasmodien haben sich an die Bekämpfungsmethoden angepaßt und diese dadurch vielfach unwirksam werden lassen. Insektizid- und Medikamentenforschung drohen ebenso wie die Bekämpfungs- und Überwachungsprogramme an der Kostenexplosion zu scheitern. Die durch Herrn Professor Köhler so optimistisch dargestellten Impfversuche lassen ein Werturteil gegenwärtig noch nicht zu. Während es über die protektiven Eigenschaften der zellulären Immunität bisher nur wenige Untersuchungen gibt, weiß man heute über erfolgversprechende monoklonale Antikörper gegen Sporozoiten und Schizonten wesentlich mehr. Die nur relativ kurzdauernde Immunität bei Malaria läßt jedoch Zurückhaltung hinsichtlich der Vakzineerwartungen angebracht erscheinen.

Die Schlafkrankheit, heute auch afrikanische Trypanosomiasis genannt, konnte seit Robert Koch durch intensive ökologische, chemische und medikamentöse Bekämpfungsmaßnahmen zwar zahlenmäßig stark reduziert werden — das potentielle Verbreitungsgebiet hat sich in den letzten Jahrzehnten jedoch kaum geändert. Die aktiven Restherde haben immer wieder zu kleineren Epidemien Anlaß gegeben. Die therapeutischen Möglichkeiten allerdings sind differenzierter und wirksamer geworden.

Aus der mir zugänglichen Originalliteratur war nicht zu entnehmen, ob Robert Koch noch von der amerikanischen Trypanosomiasis Kenntnis erhalten hatte, die 1908/09 von Chagas in Brasilien entdeckt worden war. Diese Infektion wurde erst seit wenigen Jahren einer medikamentösen Therapie zugänglich.

Durch das bestehende Tierreservoir ist für beide Trypanosomiasen auch in den kommenden Jahren eine drastische Einengung der Endemiezentren kaum zu erwarten. Die Exposition des Menschen für beide Parasitosen hängt in hohem Maße von sozioökonomischen Faktoren ab.

Die Pest war in den letzten Jahren kein schwerwiegendes epidemiologisches Problem. Die Zahlen der Tab. 5 zeigen vor allem die Auswirkungen des amerikanischen Krieges in Vietnam. Es besteht die unveränderte Notwendigkeit der Überwachung der weltweit bekannten enzootischen Pestherde. Immer, wenn es in Dörfern oder Städten zu einer Zunahme wildlebender Nager kommt, erwächst dort sofort das Risiko der Infektion des Menschen.

Tabelle 5 Pest 1971—1980, Erkrankungen (E) und Todesfälle (T)

Region	1971 E/T	1972 E/T	1973 E/T	1974 E/T	1975 E/T
Afrika	20/9	128/40	50/4	182/26	144/36
Amerika	216/10	297/28	185/3	321/8	521/9
Asien	4186/165	1408/66	443/39	2252/130	811/52
	4422/184	1833/134	678/46	2755/164	1476/97
Letalität %	4,16	7,31	6,78	5,95	6,57

Region	1976 E/T	1977 E/T	1978 E/T	1979 E/T	1980 E/T
Afrika	96/30	141/30	202/12	471/12	80/20
Amerika	146/9	48/11	97/5	23/2	142/7
Asien	1266/60	1258/26	485/14	387/16	283/29
	1508/99	1447/67	784/31	881/30	505/56
Letalität %	6,56	4,63	3,95	3,40	11,09

Da die verfügbaren Informationen über die Leprasituation in vielen Ländern völlig unzureichend sind, wurde 1981 von der WHO ein spezielles Berichtsystem, das sogenannte OMSLEP Recording System, vorgeschlagen [10]. Mit $3^1/_2$ Millionen gemeldeter Fälle in 154 Ländern für das Jahr 1975 ist auch hier nur ein Bruchteil der Gesamtzahl erfaßt, die auf über 12 Millionen geschätzt wird. Mit der Zunahme der Sulfonresistenz der Erreger und der öfteren Notwendigkeit einer bereits initial kombinierten Chemotherapie haben sich die Behandlungskosten für diese Ärmsten der Armen enorm erhöht (vor allem durch Lampren und Rifampizin). Aus den zunehmenden Kosten aber erwächst eine ernste Bedrohung für die Leprabekämpfung.

Es ist noch nicht erwähnt worden, daß Robert Koch auch einen wesentlichen Einfluß auf den Erlaß genauer Vorschriften bei der Herstellung und Verwendung des tierischen Impfstoffes für die Pockenschutzimpfung hatte. Auf Grund einer strengen Impfdisziplin war Deutschland eines der bestdurchimpften Länder: 1926 bis 1930 z. B. wurden nur 18 Pockenkranke gemeldet, in England dagegen 66 616. Heute gehört die Ausrottung der Pocken zu den wenigen Beispielen einer wirklich erfolgreichen Seuchenbekämpfung ohne wesentliche Veränderungen wirtschaftlicher und sozialer Strukturen; der letzte Fall endemischer Pocken wurde im Oktober 1977 bekannt. Seit dieser Zeit unterhält die WHO ein aktives Überwachungsprogramm und ein internationales Pockenverdachts-Register (Tab. 6). Unter den 168 Verdachtsmeldungen seit 1978 war kein einziger echter Pockenfall.

Tabelle 6 Pockenverdachtsfälle 1978—1981

WHO-Region	Zahl der Länder	Zahl der Meldungen insgesamt	pro Jahr 1978	1979	1980	1981
Amerika	13	17				
Afrika	17	45				
östl. Mittelmeer	10	20				
Europa	8	13				
Südostasien	7	63				
Westpazifik	4	10				
	59	168	50	63	31	24

Ausgehend von den Kochschen Forschungen wurden weitreichende Erkenntnisse in dem Verständnis der Infektionskrankheiten gewonnen; von einem endgültigen Sieg bei deren Bekämpfung kann jedoch auch heute noch nicht gesprochen werden. Vielfach haben sich nur die Schwerpunkte verlagert, denkt man z. B. an die Resistenzprobleme oder die zunehmende Bedeutung nosokomialer Infektionen. Wie alle an Lebewesen gebundenen Phänomene sind auch die Infektionskrankheiten heute nicht das, was sie gestern waren. Diese These von Charles Nicolle ist auch gegenwärtig vielfach zu beweisen. In einem noch anderen Licht erscheint die Bedeutung der Kochschen Erkenntnisse, wenn man sie im Zusammenhang mit dem damaligen und dem gegenwärtigen politischen Milieu betrachtet. Dabei werden sofort Parallelen zu hervorragenden Wissenschaftlern anderer Fachrichtungen, z. B. der Atomforschung, offenbar. Es ist leider eine unbestreitbare Tatsache, das seit der Erfindung des Pulvers wissenschaftliche Erkenntnisse zu militärischen Zwecken mißbraucht wurden. Das gilt auch für Robert Kochs Werk, wenn man an dessen Bedeutung für die Kolonialpolitik seiner Epoche oder gegenwärtig an die möglichen verheerenden Folgen einer auf wissenschaftlicher Erkenntnis beruhenden bakteriologischen Kriegführung denkt. Niemals wird die Lauterkeit der Absichten und der medizinisch-wissenschaftlichen Bemühungen Robert Kochs in Zweifel zu ziehen sein. Hier tritt uns eine Fülle von genialer Begabung, unermüdlichen Forschertriebes, Fleiß und freudiger Hingabe entgegen. Das wissenschaftliche Werk Robert Kochs bleibt von den eben gemachten Einschränkungen unberührt — es reiht sich in die bedeutendsten Erkenntnisse der Menschheit ein. Die konsequente friedliche Nutzung der von Koch begründeten bakteriologischen Wissenschaft ist ein festes Fundament für weitere große Erfolge bei der Bekämpfung der Infektionskrankheiten, auch unter den Bedingungen einer ökonomischen Rezession. Wenn es der Menschheit jedoch nicht gelingt, dem Mißbrauch der Wissenschaft Einhalt zu gebieten, dann könnten auch die Kochschen Erkenntnisse zu ihrem Untergang beitragen.

Literatur

[1] Cholera in 1980. Wkly. Epidem. Rec. 56 (1981) 97–98.

[2] Cholera surveillance. Multiply Antibiotic-Resistant 0-Group 1 Vibrio cholerae. Wkly. Epidem. Rec. 56 (1981) 21.

[3] Communicable Disease. Surveillance During the Haj Pilgrimage. Wkly. Epidem. Rec. 56 (1981) 343.

[4] Cook, G. C.: Cholera. In: Tropical Gastroenterology. Oxford Univ. Press, Oxford-New York-Delhi 1980, S. 244–253.

[5] Discontinuation of Smallpox Vaccination. Wkly. Epidem. Rec. 56 (1981) 353–355.

[6] Human Plague in 1980. Wkly. Epidem. Rec. 56 (1981) 273–275.

[7] Koch, R.: Vierter Bericht über die Thätigkeit der Malaria-Expedition. Dt. Med. Wschr. 26 (1900) 397–398.

[8] Koch, R.: Zusammenfassende Darstellung der Ergebnisse der Malaria-Expedition. Dt. Med. Wschr. 26 (1900) 801–805.

[9] Leprosy. Wkly. Epidem. Rec. 54 (1979) 17–18.

[10] OMSLEP Recording System. Wkly. Epidem. Rec. 56 (1981) 265–270.

[11] Plague. Wkly. Epidem. Rec. 56 (1981) 387.

[12] Smallpox Vaccination Certificates. Wkly. Epidem. Rec. 56 (1981) 305.

[13] Synopsis of the World Malaria Situation in 1975. Wkly. Epidem. Rec. 56 (1981) 161–167.

[14] Tuberculosis Control: A World Review. Wkly. Epidem. Rec. 56 (1981) 393–396.

[15] Ziegler, K.: Neue Strategie der Malariabekämpfung. Z. ges. inn. Med. 33 (1978) 436–439.

Theodor Hiepe

Robert Koch — Einfluß auf die Entwicklung von Veterinärmedizin und Parasitologie

Einleitung

Robert Koch (1843—1910) schuf, aus der Sicht des Veterinärmediziners und Parasitologen betrachtet, eine Plattform für das Arbeitsfeld erregerbedingter, seuchenhaft verlaufender Tierkrankheiten, die eine unmittelbare oder mittelbare Gefahr für den Menschen darstellen. Das gilt für den Milzbrand ebenso wie für die Rindertuberkulose, die virusbedingte Rinderpest im tropischen Afrika, die protozoenbedingten tropischen Tierseuchen — die Rinderpiroplasmose, das Ostküstenfieber (Theileriose) der großen Wiederkäuer in Afrika und die Erreger der Trypanosomen-Infektionen bei Haustieren.

Leben und Wirken Robert Kochs und die Auswirkung seiner Arbeitsergebnisse zum Wohle der Menschheit sind außergewöhnlich vielseitig und tiefgründig analysiert worden. Erlauben Sie mir, Ihre Aufmerksamkeit auf 2 Themen zu lenken: die Bedeutung der Kochschen Arbeiten für die Entwicklung der Veterinärmedizin bzw. die Bekämpfung von Tierseuchen sowie die Grundsteinlegung einer medizinischen und veterinärmedizinischen Protozoologie.

Leistungen im Dienste der Veterinärmedizin

Kochs Leistungen auf dem Gebiete der Veterinärmedizin sind im Zusammenhang mit dem Wirken von 3 Ärzten einzuschätzen: seiner Schüler Friedrich Loeffler (1852—1915) und Paul Frosch (1860—1928) sowie einem frühen Verfechter seiner Ideen, dem Virchow-Schüler und damaligen Direktor des Veterinär-Pathologischen Institutes Wilhelm Schütz (1839—1920).

Robert Koch hatte sich mit Arbeiten von Charles Darwin, Ernst Haeckel und Rudolf Leuckart auseinandergesetzt, und so erscheint es verständlich, daß er im Krankheitserreger nicht nur ein kontagiöses Agens sah, sondern vielmehr ein Lebewesen, das in einer bestimmten Umwelt lebt und dessen Lebensgeschichte, die Ontogenie, es aufzudecken galt. Mit dieser biologischen Betrachtungsweise dürfte sich sein Verständnis für das Vergleichende in den Regna naturae entwickelt haben.

Robert Koch war Hörer und Schüler von Jacob Henle (1809—1885) in Göttingen, dem Anatomen und leidenschaftlichen Kontagionisten, der unter den niederen Pflanzen einen biotischen Ansteckungsstoff vermutete und suchte. Und er lebte in einer Epoche, in der die pathologische Anatomie und — damit verbunden — die postmortale Diagnostik aufgeblüht waren!

Er erlebte, wie RUDOLF VIRCHOW und der Veterinärmediziner aus dem Nachbarhaus, ROBERT VON OSTERTAG (1864—1940), im Reichstag in Berlin durchgesetzt hatten, daß jedes geschlachtete Haustier einer sog. Fleischbeschau zu unterziehen ist und die Schlachtung möglichst in öffentlichen Schlachthäusern zu erfolgen hat.

Die Tuberkulose des Rindes, damals vor allem als Auszehrung und Perlsucht bezeichnet, diese vornehmlich chronische Tierseuche, unterlag nunmehr der fleischhygienischen Kontrolle und Maßregelung. Der später (1913) durch v. OSTERTAG entworfene Rinder-Tuberkulose-Tilgungsplan scheiterte, obwohl er bis in die 40er Jahre befolgt wurde. Dieses Verfahren war mit dem Irrtum behaftet, die Tuberkulose könne nur durch Tiere mit einer offenen Tuberkulose weiterverbreitet werden.

Im Mai 1948 verfaßte die Delegiertenversammlung des Internationalen Tierseuchenamtes in Paris eine 10-Punkte-Resolution für das Tuberkulose-Tilgungsprogramm. Dieses Programm beruht auf einer regelmäßigen Testung der gesamten Rinderpopulation in einem Noso-Areal mit Hilfe des Tuberkulin-Hauttestes. Alle Reagenten sind zu selektieren und der Schlachtung zuzuführen. Der tuberkulosefreie Bestand wird regelmäßig kontrolliert und vor Neueinschleppungen geschützt. In der DDR ist Mitte der 50er Jahre mit diesen Sanierungsmaßnahmen, staatlich und zentral gelenkt, begonnen worden. Heute, 100 Jahre nach ROBERT KOCHS Entdeckung, darf ich Ihnen in Abstimmung mit dem Chef des Veterinärwesens mitteilen: In der Deutschen Demokratischen Republik ist die Rindertuberkulose als chronische Tierseuche getilgt! Die Bekämpfungsmaßnahmen der Zukunft beschränken sich auf ein lückenloses diagnostisches Überwachungssystem. Ein Problem stellen die sog. falschpositiven Reagenten dar, speziell stören sog. unspezifische Reaktionen, vor allem das Mycobacterium terrae. Wir müssen auch besorgt sein, daß die Rindertuberkulose in vielen Staaten noch Seuchencharakter trägt; Unwissenheit oder Bildungsmangel, ökonomische Unzulänglichkeiten und die gesellschaftspolitischen Verhältnisse sind dort als Haupthindernis einer Tbk-Tilgung anzusehen.

Die Worte von Akademie-Mitglied PAUL STEINBRÜCK (1981) „Noch ist der Kampf gegen diese Krankheit nicht zu Ende. Wie zu Koch's Zeiten bleibt sie gefährlich, wo man ihr nicht energisch begegnet“ gelten auch für die Tuberkulose bei Tieren.

Eine der wirtschaftlich schädlichsten Tierseuchen im Weltmaßstab war die „Maul- und Klauenseuche“, die sog. MKS. Das Preußische Landwirtschaftsministerium setzte 1893 einen Preis von 3000 RM aus für denjenigen, ich zitiere, „der den Ansteckungsstoff der MKS ermittelt, womöglich isoliert und seine Wirksamkeit durch entscheidende Tierversuche erweist“. Dieses Anliegen mißlang zunächst. Deshalb wurde 1897 am Institut für Infektionskrankheiten eine Kommission gebildet, der FRIEDRICH LOEFFLER, PAUL FROSCH und WILHELM SCHÜTZ angehörten. FRIEDRICH LOEFFLER hatte neben dem Diphtherie-Erreger bereits 2 bakterielle Tierseuchen- und Zoonose-Erreger, den des Malleus des Pferdes und den des Rotlaufs der Schweine, entdeckt. Bei der Suche nach einem Toxin fand er unerwartet das MKS-Virus, einen „filtrierbaren“, „ultravisiblen“ Erreger aus den Aphthen eines typisch kranken Rindes. (Es sei hier vermerkt: Bereits 1884 hatte IWANOWSKI die Filtrierbarkeit des Erregers der Tabak-Mosaikkrankheit gefunden; aber das war seinerzeit unbekannt.) FRIEDRICH LOEFFLER kehrte schon 1898 an das Greifswalder Institut für Bakteriologie und Hygiene zurück (er war bereits 1888 als Ordinarius dorthin berufen worden) und wählte wegen der Hochkontagiosität dieses Virus 1909/10 die 25 ha große Insel Riems als Experimentierort für seine Arbeiten aus. Damit legte er den Grundstein für eine Stätte kontinuierlicher Virusforschung überhaupt. Viel später, in den frühen 50er Jahren, unter der Leitung des Mitgliedes dieser Akademie, HEINZ RÖHRER, ist es erstmals gelungen, durch ein immunprophylaktisches Vorgehen den gesamten Klauentierbestand eines Landes vor dieser verheerenden Tierseuche zu schützen und somit eine Voraussetzung für die planbare Rinderintensivhaltung zu schaffen.

Unser Staat ehrte FRIEDRICH LOEFFLER (auf einen Vorschlag HEINZ RÖHRERS hin), indem der Riemser Forschungsstätte anläßlich dessen 100. Geburtstages — 1952 — der Name „Friedrich-Loeffler-Institut“ verliehen worden ist.

Der ROBERT-KOCH-Schüler PAUL FROSCH wurde 1907 als Nachfolger ROBERT VON OSTERTAGS an die damalige Tierärztliche Hochschule Berlin zum Ordinarius und Direktor des 1899 gegründeten Veterinärhygiene-Institutes, dem ersten seiner Art überhaupt, berufen. Seit dieser Zeit nimmt die Infektionslehre auf wissenschaftlicher Basis einen außergewöhnlich breiten Raum in der veterinärmedizinischen Ausbildung hier in Berlin ein. Zwei Schüler von PAUL FROSCH seien erwähnt: der FRIEDRICH-LOEFFLER-Nachfolger auf der Insel Riems OTTO WALDMANN (1885—1955) und der Apidologe und spätere Parasitologe ALFRED BORCHERT (1886—1976).

Als bezeichnend für die damalige Situation sei folgende kleine Geschichte vermerkt: KOCH traf FROSCH und bemerkte: „Lassen Sie doch einmal nachschauen, warum die Bienen so häufig an Diarrhoe sterben“ — es war die Nosemaseuche oder Bienenruh, hervorgerufen durch Nosema apis Zander, 1909, ein Erreger der Epithelzellen des Mitteldarmes der erwachsenen Honigbiene, den der junge Assistent A. BORCHERT (1909) bereits 6 Wochen später gefunden hatte. Das darf als ein Indiz gewertet werden, aus dem zu ersehen ist, mit welcher Intensität und Begeisterung die KOCHschen Ideen aufgegriffen und umgesetzt wurden. In der Berliner Veterinärmedizin der ersten Jahrzehnte dieses Jahrhunderts wurde „(ge)-koch(t)“ wie später einmal ausgesprochen worden ist.

ROBERT KOCH *und die Parasitologie*

Zurückgekehrt von seiner Afrika-Reise (1896—1898), noch unter dem Eindruck der dort erlebten Malaria, vor allem aber der Tsetse-Krankheit des Rindes, regte ROBERT KOCH an, ein Extra-Ordinariat für nicht bakteriell bedingte Parasiten

— gemeint waren Protozoen, Helminthen und Arthropoden — der Haustiere zu schaffen. Der daraufhin von dem Zoologen Ludwig Plate am 8. Januar 1900 an das Lehrer-Kollegium der Berliner Tierärztlichen Hochschule gestellte Antrag wurde jedoch zunächst abgelehnt. Immerhin wurde bereits 1906, wieder auf Empfehlungen Robert Kochs, der sich auf einer seiner Ostafrika-Reisen mit dem sog. Afrikanischen Ostküstenfieber des Rindes befaßt hatte, eine Abteilung für veterinärmedizinische Tropenhygiene eingerichtet. Erst viel später — wieder berief man sich auf Robert Koch — 1926, wurde das 1. Institut für Parasitologie als Hochschuleinrichtung gegründet.

Herr Präsident!
Meine sehr verehrten Damen und Herren!
„Der Gegenwart als Bindeglied zwischen Vergangenheit und Zukunft obliegt es — aus der Sicht eines Wissenschaftszweiges betrachtet — einmal das Geschehene zu analysieren und hieraus das als positiv Erkannte zu bewahren, zum anderen das zu Erwartende möglichst weit vorausschauend zum gesellschaftlichen Nutzen zu gestalten“ (Hiepe 1977).

Wenn man bedenkt, daß der junge Koch noch mit der Auffassung der Urzeugung, der generatio spontanea, konfrontiert worden ist, so verdient die sprunghafte Entwicklung, die Robert Koch und seine Schule auf dem Gebiete der erregerbedingten Krankheiten eingeleitet haben, besondere Würdigung. Zu Recht darf man Robert Koch (und Louis Pasteur) und deren Schulen einräumen, das Zeitalter der wissenschaftlich begründeten medizinischen Mikrobiologie eingeleitet zu haben, denn die allerwichtigsten menschen- und tierpathogenen Bakterien wurden zwischen 1875 und 1900 entdeckt.

Vieles ist seit der Entdeckung des Tuberkelbakteriums auf dem Feld der Krankheitserreger geklärt und aufgearbeitet worden — die Erreger-Eigenschaften, die Differenzierung pathogener von nicht pathogenen Keimen, der Erregereinfluß auf den Wirt, der Einfluß des Wirtes auf den Erreger.

Aber: große Aufgaben stehen jedoch vor uns! So fehlen die molekularen Grundlagen bei den meisten erregerbedingten Krankheiten noch. Über das Tierexperiment sind die Misch- und Polyinfektionen und das Zusammenwirken biotischer und abiotischer Faktoren bei Zustandekommen und Verlauf protozoärer Infektionen abzuklären ebenso wie das Zusammenwirken der pathogenen und apathogenen Arten im Ökosystem. Noch 1964 wurden etwa 22 000 Protozoen-Arten als verbindliche Richtzahl angegeben; 1981 beziffert sich die Anzahl auf mehr als 65 000 Arten, davon leben etwa $^1/_3$ bis $^1/_4$ parasitär. Es ist auch nicht zu übersehen, daß Arthropoden in die Ontogenie vieler Erreger-Spezies eingeschaltet sind. Wie im Festvortrag bereits betont worden ist, dürfte es kaum möglich sein, in der Vektorenausschaltung, wie dies in den letzten Jahrzehnten in großem Umfange unter Masseneinsatz von Insektiziden erfolgt ist, das Hauptkettenglied in der Protozoenbekämpfung zu sehen. Die wissenschaftlichen Arbeitsergebnisse aus jüngster Zeit weisen aus, daß primär der Erreger direkt zu neutralisieren ist; das gilt für die Malaria, auch für die afrikan. Trypanosomiasis trotz deren hoher Antigenvariabilität. Gegen das Ostküstenfieber sind neuerdings erfolgversprechende Immunisierungsverfahren entwickelt worden. Sie beruhen auf einer Lebendvakzine entweder

— durch Schizontentransfer über Lymphoidzellgewebekulturen vom Rind gewonnener avirulenter Erreger, die ihre immunogenen Eigenschaften beibehalten haben oder
— auf Gewebesuspensionen aus artefiziell mit Theileria parva infizierten Zecken.

Hierdurch ist es gelungen, in Tansania (auch unter DDR-Beteiligung) und Kenia größere Areale über mehrere Jahre frei von verlustreichen Ostküstenfieber-Ausbrüchen zu halten.

Auch eine attenuierte Vakzine, die auf einer gamma-bestrahlten, mit Theilerien infizierten Zeckensuspension beruht, tolerierte Belastungsinfektionen*. Zur Therapie werden vornehmlich Halofuginon, Imidocarb, zur Chemoprophylaxe Chlor- und Oxytetrazykline eingesetzt.

Gestatten Sie mir, bitte, eine abschließende Bemerkung aus der Sicht eines wissenschaftlich Tätigen, dem es vergönnt ist, in einem Land, der DDR, zu arbeiten, in dem die ethischen Forderungen Robert Kochs verwirklicht worden sind und die Menschen in sozialer Geborgenheit leben.

Mindestens 40 Mio Menschen auf der Erde sterben jährlich in dieser Zeit den Hungertod, so sagt ein letzthin veröffentlichter Bericht der FAO/WHO aus. Könnte man die Nutztierbestände der fruchtbaren ruralen Areale in den Tropen und Subtropen von seuchenhaften Protozoen- und Vektorenkrankheiten, die dort eine Geißel der Tierhaltung sind, befreien, so wäre damit eine Plattform für die Beseitigung von Inanition allein auf diesem Wege gegeben. Und damit ein Schritt zur Beseitigung von Not und Elend getan — auf den Pfaden von Robert Koch.

Literatur

[1] Dahmen, H. und Wagener, K. (1930): Die Tierärztliche Hochschule Berlin. F.-Lindner-Verlag, Küssnacht-Düsseldorf.

[2] Fey, H. (1981): Werden und Vergehen der Infektionskrankheiten. Schweizer Arch. Tierheilk. **123**, 111—119.

[3] Flückiger, G. (1950): Grundsätzliche Erwägungen über die Bekämpfung der Rindertuberkulose. Mh. VetMed. 5, 170—173.

[4] Fröhner, R. (1950): Von der Tierarzneischule zur Veterinärmedizinischen Fakultät 1790—1950. Mh. VetMed. 5, 107—126.

[5] Genschorek, W. (1981): Robert Koch. S. Hirzel-Verlag Leipzig; BSB B. G. Teubner Verlagsgesellschaft. 4. überarb. Aufl.

[6] Hellwig, K. (1982): Das Ostküstenfieber in Tansania. Vet. Diss. Berlin, HU (im Druck).

[7] Hiepe, Th. (1962): Zur Klinik der Tuberkulose bei den Primaten. 2. Miedzynaro-

* Erwähnt sei auch die sog. „infection-treatment-method".

dowe Sympozjum Patologii. Zwierzat Ogrodow Zoologicznich. S. 195–200. Warszawa, 10.–14. 6. 1960. Paustrowe Wydawnietro Rolnieze i lesne 1962.
[8] Hiepe, Th. (1965): Das Institut für Parasitologie und Veterinärmedizinische Zoologie. – Ein kurzer Abriß über seine Entwicklung und gegenwärtige Tätigkeit. In: Veterinärmedizin in Berlin 1790–1965. Wiss. Z. Humboldt-Univ. zu Berlin, Sonderband, 175–182.
[9] Hiepe, Th. (1976): Lehrstuhl für Parasitologie an der Humboldt-Universität Berlin – Entwicklung, Werdegang, Leistungen. Festvortrag 4. 11. 1976 (unveröffentlichtes Manuskript).
[10] Hiepe, Th., Treu, K. und Ribbeck, Regine (1976): Der Parasit – Bemerkungen zur Namensgeschichte. medicamentum **17**, 324–326.
[11] Hiepe, Th. (1977): Bereich Parasitologie der Sektion Tierproduktion und Veterinärmedizin an der Humboldt-Universität zu Berlin – 50jähriges Bestehen. Mh. VetMed. **32**. 881.
[12] Hiepe, Th. (1981): Lehrbuch der Parasitologie. VEB Gustav Fischer Verlag Jena.
Bd. I – Hiepe, Th., Buchwalder, Renate und Ribbeck, Regine: Allgemeine Parasitologie (1981).
Bd. II – Hiepe, Th. und Jungmann, Ruth: Veterinärmedizinische Protozoologie (1983).
Bd. IV – Hiepe, Th. und Ribbeck, Regine: Veterinärmedizinische Arachno-Entomologie (1982).
[13] Koch, T. (1965): Zur Geschichte der Veterinärmedizinischen Fakultät der Humboldt-Universität zu Berlin. In: Veterinärmedizin in Berlin. Wiss. Z. Humboldt-Univ. Berlin, Sonderband, 9–52.
[14] Nusshag, W. (1959/60): Zur Geschichte der Veterinärmedizinischen Fakultät und ihrer Institute. Wiss. Z. Humboldt.-Univ. **IX**, 215–228.
[15] Pyl, G. (1952): Die Insel Riems. S.-Hirzel-Verlag Leipzig.

Paul Steinbrück

Die Auswirkungen der Kochschen Untersuchungen auf die Tuberkulose und Tuberkulosebekämpfung in unserer Zeit

Die Tuberkulose hat Robert Koch sein ganzes Leben beschäftigt. Im Laufe der 16 Jahre praktischer ärztlicher Tätigkeit ist er sicher vielen Kranken mit dieser Krankheit begegnet. In seinem Vortrag „Über Tuberkulose", mit dem er 1882 die Entdeckung des Tuberkelbakteriums verkündete, stellte er fest: „Die Statistik lehrt, daß $^1/_7$ aller Menschen an Tuberkulose stirbt und daß, wenn nur die mittleren produktiven Altersklassen in Betracht kommen, die Tbk ein Drittel derselben und oft mehr ausmacht."

Obwohl es damals keine Vorstellungen gab, wie man dieser Krankheit beikommen könnte, war er optimistisch genug, daß schon allein die Kenntnis der Ätiologie der Tbk zur Einschränkung dieser Krankheit führen könnte und zweckmäßige Wege ihrer Bekämpfung sich selbst entwickeln würden.

In seiner Nobelpreisvorlesung im Jahre 1905 hat Koch die unter damaligen Bedingungen möglichen Wege zur Bekämpfung der Tbk in einem Programm dargelegt, um sich dieser Krankheit so gut wie möglich zu erwehren. Die realen Möglichkeiten seiner Durchsetzung waren allerdings, wie er selbst sagt, sehr begrenzt. Am 4. April 1910, nur wenige Wochen vor seinem Tode, analysierte R. Koch vor dem Plenum der Akademie der Wissenschaften die Epidemiologie der Tbk. 28 Jahre nach seiner Entdeckung des Tuberkelbakteriums stellte er fest, daß die Tuberkulosemortalität in Preußen ähnlich wie auch in einigen anderen Ländern

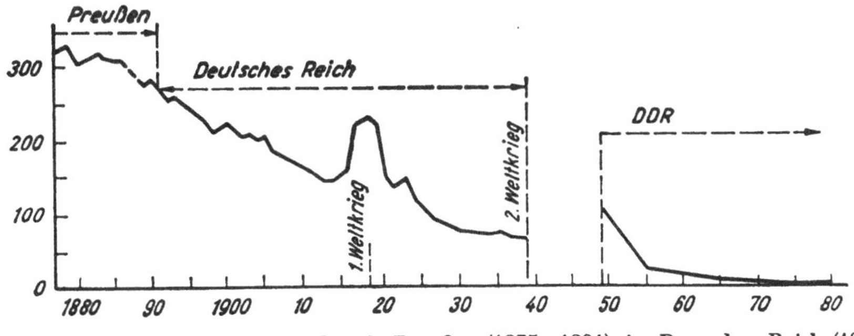

Abb. 1 Mortalität der Tuberkulose in Preußen (1875—1891), im Deutschen Reich (1892—1939) und in der DDR (1949—1977) pro 100 000 Einwohner

Europas, aber nicht etwa in allen, auf ungefähr die Hälfte zurückgegangen war. Spezifische und unspezifische Maßnahmen einer systematischen Krankheitsbekämpfung gab es noch gar nicht. Koch versucht, die Ursachen dieser Reduktion zu erklären. Eine Abschwächung der Keimvirulenz schloß er als Ursache der kleiner gewordenen Zahl tödlich verlaufender Tuberkulosen aus. Nach seiner Ansicht hat schon die Erkenntnis, daß es einen Erreger gibt und die Tbk infektiös ist, die Einstellung gegenüber dieser Krankheit ganz allgemein, das Verhalten der Bevölkerung und vor allem das der Kranken und ihrer Familien verändert. So klein auch die Zahl der zur Verfügung stehenden Betten in Krankenhäusern war — es gab um 1880 5000 Betten für 250 000 Kranke in Preußen, die Zahl der Betten war inzwischen unter dem Eindruck der durch die Kochsche Entdeckung mit ausgelösten Volksheilstättenbewegung gesteigert worden — so wurde eine Isolierung überlegter vorgenommen; daß die Isolierung für die Infektionsverhütung von Wert war, hatte man schon in England und den Niederlanden erfahren, wo sie schon längere Zeit effektiv durchgeführt worden war. Die Zahl der Infektionen und der Erkrankungen war durch ein bewußteres hygienisches Verhalten kleiner geworden.

Der Aufklärung der Bevölkerung, vor allem aber der Kranken und ihrer Familien maß Koch eine große Bedeutung bei. Auch die vor 100 Jahren eingeführte Sozialversicherung — so begrenzt ihre Leistungen damals auch waren — hat nach Kochs Ansicht zum Rückgang der Krankheit beigetragen. Allerdings gibt Koch zu, daß die Tbk-Sterblichkeit auch in Ländern ohne eine solche Sozialversicherung deutlich abgenommen hatte.

Die größte Bedeutung für die Tbk kommt nach Koch den Wohnungsverhältnissen zu. Er setzt aber Armut und ungünstige Wohnungsverhältnisse nicht gleich in ihrer Bedeutung für die Keimverbreitung der Tbk. Nach Rubner, seinem Nachfolger auf dem Hygienelehrstuhl in Berlin, waren damals in Hamburg, Berlin, Breslau 10 bis 14% der Wohnungen übermäßig belegt, wenn man, wie er sagt, die Bewohnung eines einfenstrigen Zimmers durch mehr als 5 Personen als überfüllt bezeichnet. 40,6% der in ihren Wohnungen verstorbenen Phthisiker hatten mit ihren Familien nur eine Einzimmer- und 41,7% eine Zweizimmerwohnung besessen. Zille hat diese Wohnungsverhältnisse in Berlin mit seinem Zeichenstift und seinen drastischen Bemerkungen charakterisiert.

Koch hat sich auf die Feststellung dieser Fakten beschränkt und sich nicht darüber ausgelassen, wie weit sich das Wohnungsproblem in diesem Zeitraum verändert hat; er wies nur darauf hin, daß mit dem Aufgeben des Schlafens in engen dunklen Alkoven, wie das in Westfalen auch in wohlhabenden Familien der Fall gewesen war, die Tbk dort zurückgegangen war. Die Wohnungsnot hatte bis gegen Ende des 19. Jahrhunderts ständig zugenommen, und die Mieten stiegen so an, daß sie etwa $^1/_3$ bis nahezu die Hälfte des Arbeitslohns eines Arbeiters ausmachten. Erst nach der Jahrhundertwende besserten sich diese Verhältnisse mit der wachsenden Stärke der Arbeiterklasse, die zumindest im Vergleich mit den 60er bis 80er Jahren im Kampf um ihre Rechte und ein menschenwürdiges Dasein verbesserte Lebens- und Arbeitsbedingungen durchgesetzt hatte. Das ist für mich auch der wichtigste, wenn auch nicht einzige Grund für den Rückgang der Tbk von 1882 bis 1910. Allein schon unter dem Einfluß sozialer Maßnahmen war dieser Rückgang erfolgt. Ihre Wirkung kann noch im gleichen Ausmaß zusätzlich dem der Chemotherapie und der spezifischen Bekämpfungsmaßnahmen in der heutigen Zeit in Rechnung gesetzt werden.

In den von Koch untersuchten 28 Jahren war auch die Gesamtsterblichkeit erheblich, wenn auch nicht ganz in dem Maße wie die Tbk-Mortalität, zurückgegangen, nämlich um etwa $^{1}/_{3}$. Auch das war im Grunde ein Ergebnis Kochscher Arbeit durch seinen Kampf gegen die Infektionskrankheiten. Sie forderten vor allem im Kindes- und jungen Erwachsenenalter durch Brechdurchfall, Diphtherie, Scharlach, Masern und andere Infektionskrankheiten schwere Opfer, Im Jahre 1882 starben im 1. Lebensjahr 25% aller Kinder; die Zahl der Todesfälle allein durch Brechdurchfall bei Kindern im 1. Lebensjahr entsprach z. B. im Monat Juli 1882 mehr als der Hälfte (53%) der Zahl der in diesem Monat geborenen Kinder.

Tabelle 1 Anteil der Tuberkulosesterblichkeit an der Gesamtsterblichkeit im Laufe der Jahre 1882—1980 in Preußen (bis 1934) und DDR (1949—1980)

Jahr	Tuberkulosesterblichkeit pro 100 000	Gesamtsterblichkeit pro 100 000	Anteil der Tuberkulose %
1882	309,00	2533	12,20
1900	211,00	2231	9,50
1910	153,00	1613	9,50
1913	137,00	1487	9,20
1920	158,00	1534	10,30
1925	109,00	1183	9,20
1934	75,00	1096	6,80
1949	106,90	1343	8,00
1960	17,60	1356	1,30
1970	5,40	1412	0,38
1980	1,92	1424	0,13

Die durchschnittliche Lebenserwartung eines männlichen Neugeborenen betrug 1880 35,58 Jahre, im Jahre 1910 47,71 Jahre und 1979 68,70 Jahre, um diese Ziffer zum Vergleich hinzuzufügen; die eines weiblichen Neugeborenen 1880 38,45 Jahre, 1910 50,68 Jahre und 1979 74,45 Jahre.

Noch eindrücklicher und für die Zeit selbst gültig kommt die Veränderung des Altersaufbaus in den Ziffern der Absterbeordnung — ausgedrückt durch die Zahl der Überlebenden von 100 gleichzeitig Lebendgeborenen in verschiedenen Lebensaltern — zum Ausdruck.

Diese Veränderung des Altersaufbaus hat auch auf die Tbk und die Tuberkulosesterblichkeit Einfluß gehabt. Zudem hatte sich der Charakter der Tbk-Epidemie

Tabelle 2 Absterbeordnung — Überlebende von 100 gleichzeitig Lebendgeborenen

Abgeschlossenes Lebensjahr	männlich 1880/81	1910/11	1971/72	weiblich 1880/81	1910/11	1971/72
1.	75,8	81,9	98,1	79,3	84,7	98,6
5.	66,1	77,2	97,7	69,4	80,1	98,3
10.	63,5	76,0	97,4	66,6	78,8	98,1
20.	58,9	72,1	96,7	63,8	76,7	97,8
50.	39,0	59,3	89,4	48,1	63,2	93,4
70.	19,7	29,9	57,3	24,5	36,4	72,6

gerade in diesem Zeitraum bemerkenswert verändert. Aus der Kochschen Statistik der Tbk-Mortalität verschiedener Gebiete Preußens können wir entnehmen, daß in Deutschland um die Mitte des 19. Jahrhunderts die Tbk noch nicht überall ihre volle Verbreitung erreicht hatte, die dann mit der Intensivierung der Kontakte in der Arbeit, durch wachsenden Verkehr und zunehmende Verstädterung erfolgte. Im Jahre 1900 veröffentlichte der Züricher Pathologe Naegeli seine Untersuchungen über die Häufigkeit tuberkulöser Veränderungen in den von ihm obduzierten Leichen. Bis zum 18. Lebensjahr stieg der Prozentsatz tbk. Veränderungen konstant und ziemlich gleichmäßig an und erreichte in diesem Alter 96%. Die Tbk des 19. Jahrhunderts war im Kindes- und auch noch im Erwachsenenalter sehr häufig eine Primärinfektionstbk. Auch wiederholte Infektionen schon infizierter Personen, die exogenen Reinfektionen oder besser Superinfektionen, erfolgen bei der großen Zahl von Infektionsquellen relativ oft. Die Primärinfektions- und Superinfektionstbk sind die in allen Lebensaltern vorherrschenden Krankheitsformen in der Phase einer *ansteigenden Epidemie.* An Tbk erkranken von den Infizierten etwa 5% unmittelbar im Anschluß an die Infektion. In weiteren 5% der primären Infizierungen entwickelt sich erst im Laufe der anschließenden 20 bis 30 Jahre durch Aufflackern kleiner Herde der Primärinfektion eine postprimäre Exazerbationstbk. Auf dem Höhepunkt einer Epidemie nach weitgehend eingetretener Durchseuchung sind die Superinfektions- und die Exazerbationstbk der Erwachsenen mit geringerer Erkrankungswahrscheinlichkeit als die Primärtbk und die Primärtbk der Kinder die typischen Erscheinungsformen und im Stadium der abklingenden Epidemie mit sehr niedriger Infektionsrate und immer kleiner werdender Zahl der Infektionsquellen wird die endogene Exazerbationstbk als Folge und Erbe oft schon lange zurückliegender Infektionen die bestimmende Form, die Erkrankungen an Kindertbk gehen auch ohne BCG-Impfung zurück.

Man kann davon ausgehen, daß die Aufnahme von Tuberkelbakterien von einer Infektionsquelle in einer großen Gemeinschaft weitgehend zufällig erfolgt, solange der Keim allgegenwärtig ist. Im Jahre 1931 z. B. gab es im Deutschen Reich bei einer Infektionsrate von 3% und bei 60 000 000 Einwohnern etwa 150 000 bekannte Offentuberkulöse; *eine* Infektionsquelle kam schon etwa auf 400 Einwohner. In jeder Siedlungsgemeinschaft war praktisch ein Kranker mit ansteckender

Lungentbk anzutreffen. Dabei dürfen wir auch nicht die damals allgegenwärtige bovine Tuberkulose, die mit der Milch verbreitet wurde, vergessen. Noch im Jahre 1940 (Bessau) und auch noch längere Zeit nach dem Kriege (Goerttler) enthielt praktisch jede aus einer Molkerei stammende Milch Tuberkelbakterien.

In den Jahren 1970/71 mußte man in der DDR bei einer Infektionsrate von 0,1% mit *einer Infektionsquelle auf etwa 5000 Einwohner* rechnen. Bis zum Jahre 1980 hat sich die Zahl der Infektionsquellen so verringert, daß praktisch *erst auf 100 000—120 000 Einwohner* ständig mit *einer Infektionsquelle* zu rechnen ist, die über das Jahr verteilt nicht der gleiche Infektionsherd ist. Ein frisch festgestellter Herd wird heute schnell saniert.

Seit 1978 ist außerdem die *Rindertuberkulose* in der DDR ***ausgerottet*** (Schwedler).

Mit Hilfe eines mathematischen Modells möchte ich Ihnen eine andere Seite der Auswirkungen unterschiedlich hoher, über längere Zeit bestehenbleibender Infektionsraten darlegen. Wir gehen einmal von einer über Jahre anhaltenden jährlichen Infektionsrate von 3% aus, wie sie tatsächlich im Deutschen Reich in den 20er und 30er Jahren bestanden hat und wie sie jetzt noch in vielen unterentwickelten Ländern festgestellt wird und von einer anhaltenden jährlichen Infektionsrate von 0,1%, die für Länder mit niedriger Tbk-Prävalenz kennzeichnend ist.

Wie Sie aus der Abbildung und Tabelle erkennen können, sind bei anhaltender Infektionsrate von 3% mit dem 10. Lebensjahr etwa 25% der Bevölkerung — nicht

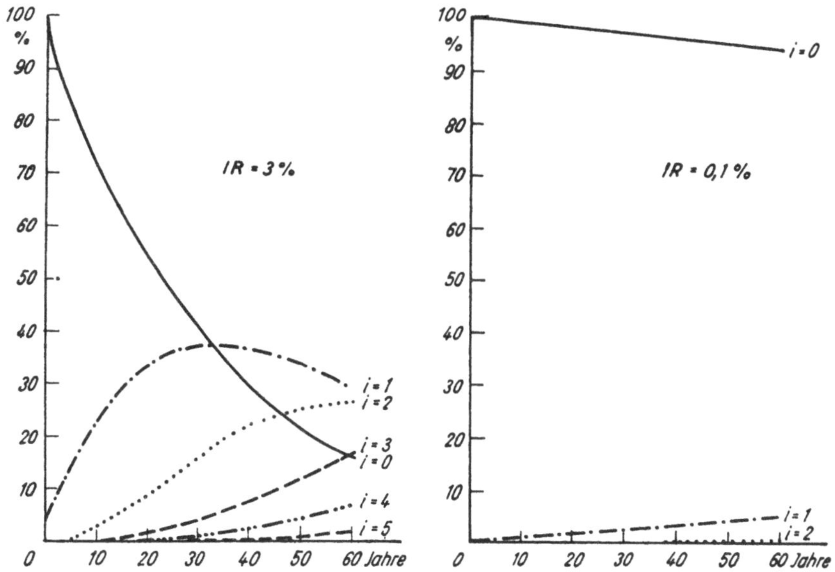

Abb. 2 Wahrscheinlichkeit in Prozent einer mehrmaligen Tuberkuloseinfektion im Laufe des Lebens bei dauernden Infektionsraten IR = 3% und IR = 0,1%

Tabelle 3 Wahrscheinlichkeit in der tbk. Infektion im Laufe des Lebens bei dauernder 3%iger Infektionsrate im Alter von

Infekt.-Wechsel		10 J.	20 J.	30 J.	40 J.	50 J.	60 J.
nicht infiziert	%	79,8	54,5	40,2	29,7	21,9	16,1
infiziert	%	26,2	45,5	59,8	70,3	78,1	83,9
davon 1mal	%	22,8	33,7	37,3	36,7	33,8	29,9
davon 2mal	%	3,2	9,9	16,7	22,1	25,5	27,3
davon 3mal	%	0,3	1,8	4,8	8,7	12,6	17,1
davon 4mal	%	–	0,2	1,0	2,5	4,6	7,5
davon 5mal	%	–	–	0,2	0,6	1,3	2,6

etwa 30% – infiziert und 5% sind schon zum 2. Male infiziert worden. Im 60. Lebensjahr sind etwa 85% infiziert. 15% sind auf Grund der Zufallsverteilung auch in diesem Alter noch einer Infektion entgangen. Aber 55% der Infizierten waren mehr als einmal im Laufe der Jahre infiziert worden.

Bei einer Infektionsrate von 0,1% werden im Laufe von 60 Lebensjahren nur 5% der Menschen einmal und nur 1% ein zweites Mal infiziert. Die meisten bleiben tuberkulinnegativ. Bei einer durchschnittlichen jährlichen Infektionsrate von 0,1% und noch weniger ist die Wahrscheinlichkeit einer tuberkulösen Infektion und Erkrankung sehr klein geworden; in der Umgebung der Infektionsquelle bleibt sie aber bestehen. Ein ansteckend Kranker infiziert innerhalb eines Jahres im Durchschnitt 10–13 Menschen. Und die Wahrscheinlichkeit des Infizierten, an Tbk zu erkranken, ist praktisch noch genauso groß, wie das zu Kochs Zeiten der Fall war. Bis vor kurzer Zeit war man der Ansicht, daß der einmal mit dem Tuberkelbakterium Infizierte seine Keime ein Leben lang mit sich führt und daß durch sie die positive Tuberkulinreaktion unterhalten wird. Wir beobachten jetzt, daß in unserem Lande und in Ländern mit schon seit längerer Zeit niedriger Tbk-Infektionsrate der Prozentsatz der Tuberkulinpositiven im Alter zurückgeht, jährlich um etwa 1%. Bei den über 80jährigen Frauen eines Altersheims in Cottbus waren nur noch 22% tuberkulinpositiv. Gewiß kann die Ursache einer negativen Tuberkulinreaktion die im Alter nachlassende Reaktionsbereitschaft des Menschen und der Haut, an der sie getestet wird, sein. Die Tuberkulinreaktion wird aber auch negativ, weil Superinfektionen mit virulenten Keimen nicht mehr eingetreten sind und die im Organismus vorhandenen Keime absterben, wenn sie über längere Zeit keine Phase der Proliferation durchgemacht haben. Für epidemiologische und prognostische Betrachtungen zur Tbk-Bekämpfung ist der jährliche Rückgang der Durchseuchung um 1% und der damit sich laufend verringernden Chance an einer Exazerbationstbk zu erkranken, mit in Rechnung zu setzen.

Das sind Untersuchungen an einem statischen Modell. Modelluntersuchungen mit einer jährlich um 7–12% gegenüber dem Vorjahr zurückgehenden Infektionsrate, wie das z. B. bei uns der Fall ist, ergeben, daß, gleichgültig von welcher Infektionsprävalenz-Durchseuchung man ausgeht, schon $^3/_4$ der im Laufe des Lebens einmal tuberkulös infizierten Kohorte, im Alter zwischen 12 und 14 Jahren infiziert worden sind.

Im Jahre 1949 war in der DDR die Infektionsrate auf 10% angestiegen, d. h. jeder 10. Bürger, ob schon infiziert oder nicht, nahm in diesem Jahr wenigstens einmal Tuberkelbakterien auf. Die Tuberkulintestungen zur BCG-Schutzimpfung ergaben im Jahr 1954, daß 46,7% der Schulanfänger tuberkulinpositiv waren.

Im Jahre 1949 erkrankten 107 227 Personen an Tbk und starben 20 203 Menschen an Tbk. Wohl waren schon durch den Befehl 297 des Obersten Chefs der

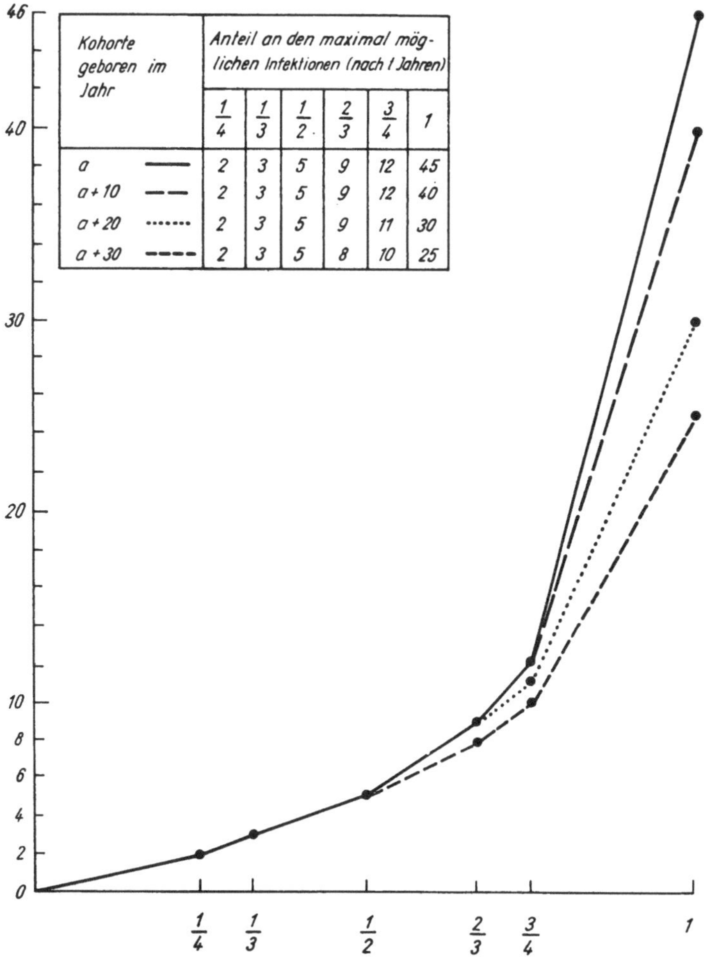

Kohorte geboren im Jahr		Anteil an den maximal möglichen Infektionen (nach t Jahren)					
		1/4	1/3	1/2	2/3	3/4	1
a	———	2	3	5	9	12	45
a + 10	— —	2	3	5	9	12	40
a + 20	·······	2	3	5	9	11	30
a + 30	----	2	3	5	8	10	25

Abb. 3 Anteil an den maximal möglichen tuberkulösen Infektionen, der nach t-Jahren erreicht ist, bei einer Infektionsrate im Jahre a, die jährlich um 10% abnimmt

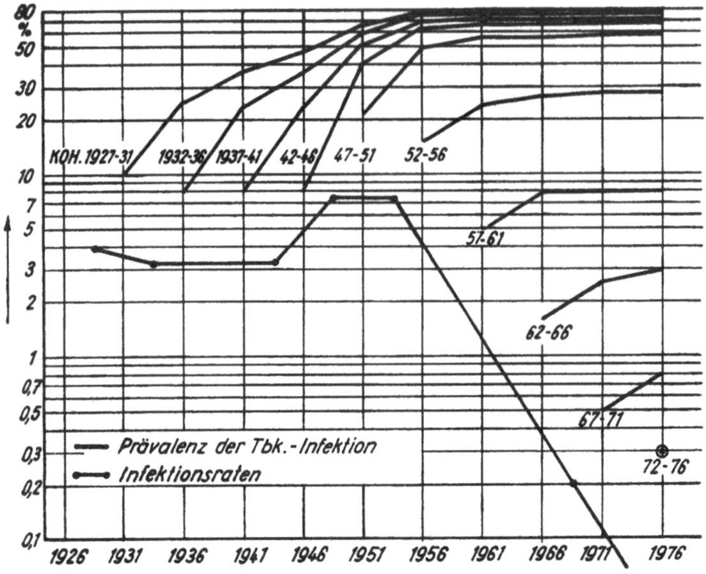

Abb. 4 Prävalenz und Inzidenz der Tuberkuloseinfektion in der DDR in 5 Jahres-Jahrgängen (Kohorten) von 1927—1976

SMAD vom 3. 10. 1946 „Über Maßnahmen für die Tbk-Bekämpfung in der deutschen Bevölkerung" Aktivitäten entfaltet worden. Das Netz der Tbk-Fürsorgestellen wurde mit der in ihrem Inhalt und Durchführung für uns neuen Aufgabenstellung neu aufgebaut und erweitert. In ihm wurden die Prinzipien des Leninschen Gesundheitsschutzes Prophylaxe, Diagnostik, Therapie, Rehabilitation und Metaphylaxe im Rahmen der Dispensairebetreuung verwirklicht. Die erforderlichen Methoden wurden in nationalen Programmen der Tbk-Bekämpfung zusammengefaßt und in den nächsten Jahren der Entwicklung der Tbk-Epidemie und den ökonomischen und gesellschaftlichen Möglichkeiten angepaßt, weiterprofiliert. BCG-Schutzimpfung, Volksröntgenreihenuntersuchungen, Ausbau der diagnostischen Methoden, kostenlose stationäre und ambulante Behandlung aller Kranken mit den inzwischen entdeckten antituberkulösen Mitteln, wirtschaftliche Unterstützung des Kranken, nicht weil er krank war, sondern damit er wieder gesund werde, waren kennzeichnende Züge der spezifischen Tuberkulosebekämpfung in der DDR. Mit der Durchsetzung all dieser Aktivitäten in der Tbk-Bekämpfung ging in der DDR die Inzidenz der Tbk kontinuierlich zurück, jährlich um 10% gegenüber dem Vorjahr. 1980 betrug die Zahl neuer Krankheitsfälle nur noch 3,2% der des Jahres 1949. Die Inzidenz der Kindertbk nahm dabei weit schneller ab, bis 1970 jährlich um 25% gegenüber dem Vorjahr, seitdem um 20%, die Erwachsenentbk für sich ging jährlich um 8% gegenüber dem Vorjahr zurück.

Tabelle 4 Neuzugänge an Tbk der Atmungsorgane 1949, 1954, 1958, 1970 und 1980, DDR

	1949		1954		1958		1970		1980		Reduktion 1954 bis 1980 (1954 = 100)	
Altersgruppen	M	F	M	F	M	F	M	F	M	F	M	F
0—u. 15			4 898	4 331	1 788	1 631	29	23	9	6	0,2	0,1
15—u. 30					3 578	3 116	496	438	196	150		
30—u. 45					2 134	1 851	1 188	669	313	156		
15—u. 45			9 306	8 249	5 712	4 967	1 684	1 107	509	306	5,5	3,7
45—u. 65			7 198	3 327	5 441	2 464	2 052	851	706	244	9,8	7,3
65 u. >			2 705	1 707	2 207	1 509	1 639	1 043	620	511	22,9	29,9
insgesamt	51 048	41 443	26 175	19 175	15 148	10 571	5 398	3 026	1 844	1 067	7,7	6,1

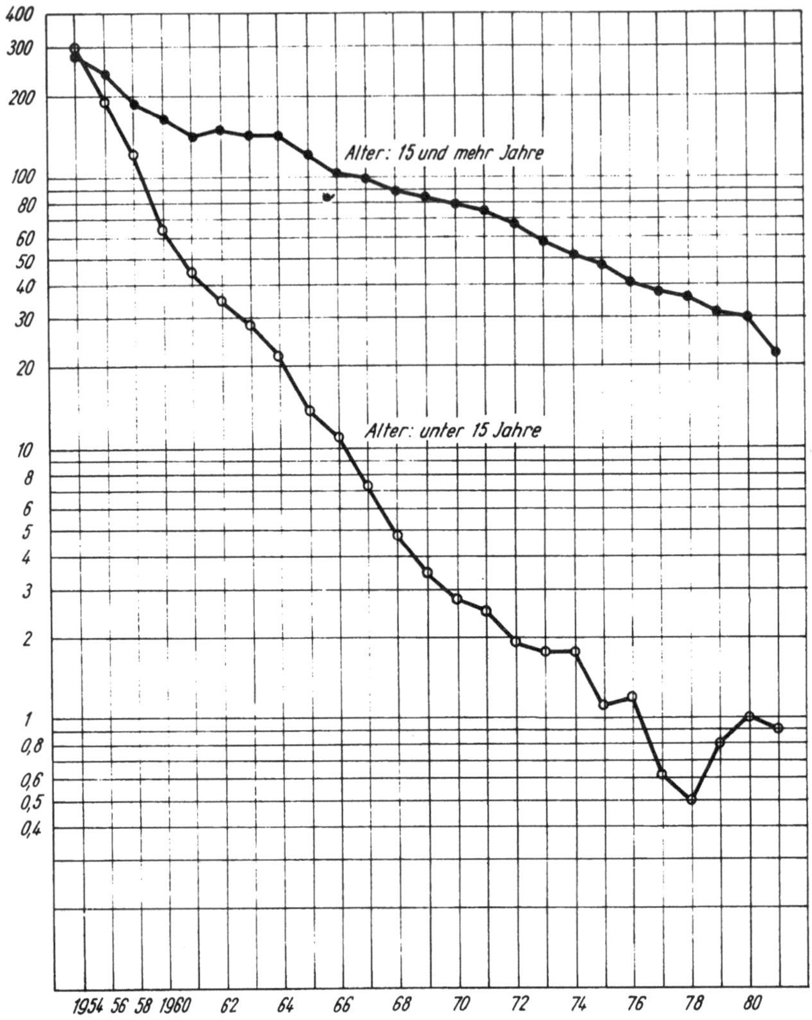

Abb. 5 Neuzugänge an Tuberkulosekranken pro 100 000 der Gruppe in den Jahren 1954 bis 1981 bei Kindern (0 bis unter 15 Jahre) und Erwachsenen (15 Jahre und älter) in der DDR

Die Infektionsrate, die vor allem das Tempo des Rückgangs bestimmt, nahm jährlich um 20–25% ab.

Der Anteil der Erkrankten hat sich anders über das Alter verteilt und hat sich immer stärker auf die höheren Altersgruppen konzentriert.

Für die Infektionsinzidenz und -prävalenz der einzelnen Altersgruppen ist das aus der Abbildung zu erkennen, in der auf verschiedene Weise gewonnene Unter-

Tabelle 5 Sterbefälle an Tbk der Atmungsorgane 1949, 1958, 1970 und 1980, DDR

Altersgruppe	M + F 1949	M + F 1958	M + F 1970	M + F 1980	Reduktion 1980/1949 auf %
0—u. 15	1 256	127	3	0	0
15—u. 30	3 908	362	6	6	0,15
30—u. 45	4 139	594	47	13	0,3
45—u. 65	7 809	2 017	229	71	0,9
65 u. >	3 091	1 585	629	231	7,5
insgesamt	20 203	4 685	914	321	1,6

suchungsergebnisse zu einem Modell zusammengetragen sind. Die jetzt erfolgende jährliche Abnahme der Infektionsprävalenz um 1% in den höheren Altersgruppen durch Absterben der TB ist hier noch nicht berücksichtigt. Trotzdem spiegelt sich in dieser Abbildung das Problem der Tbk-Entwicklung in den letzten 30 Jahren und auch der Zukunft wider. Die größte Zahl von Tuberkulösen ist aus den älteren Jahrgängen mit hoher Durchseuchung zu erwarten. Aus den jüngeren Gruppen wird bei Fehlen neuer Infektionen und kleiner Zahl der Infektionsquellen die Zahl der Erkrankungen klein bleiben, aber auch nur sehr langsam zurückgehen.

Mit dem Rückgang der Inzidenz der ansteckenden schon mikroskopisch positiven Atemwegstbk auf 5 pro 100 000 und der schnellen Beseitigung der Infektiosität hat die Tbk den Charakter einer Epidemie verloren, sie ist eine endemische Krankheit geworden. In den jüngeren Altersgruppen ist die Tbk weitgehend beseitigt. Sie ist ein Problem der Menschen über 50 Jahre geworden. Sie ist jetzt lokalisiert an bestimmten Stellen und wegen ihrer Infektiosität sogar häufiger, als es einer Zufallsverteilung entspricht, anzutreffen. Die Tbk ist nicht mehr ubiquitär. Massenmethoden zu ihrer Suche haben ihre Wirksamkeit verloren, das gilt vor allem für die Volksröntgenreihenuntersuchungen (VRRU). Um einen Fall von Lungentbk zu finden, waren erforderlich:

im Jahre 1955	511	VRRU-Untersuchungen
1960	1124	„ „
1970	2619	„ „
1980	6000	„ „

Zur Feststellung eines bazillären Falles der Lungentbk mit den VRRU waren 1980 sogar beinahe 15 000 Untersuchungen erforderlich. 1980 wurden bei uns noch 269 bazilläre Fälle mit VRRU von insgesamt 1606 gefunden. Auf jeden Kreis der DDR kam praktisch nur ein Fall einer bazillären Lungentbk. Auf 100 000 mit VRRU Untersuchte wurden 6,1 Fälle mit bazillärer Lungentbk gefunden. Aus 100 000 Personen im Alter über 15 Jahre kamen aber in der Gesamtbevölkerung nach den Zugangsmeldungen 11,9 Kranke. Wir sollten verantwortungsbewußt überprüfen, wie unter diesen Umständen die VRRU noch wirksam eingesetzt wer-

Tabelle 6 Zahl der zu den VRRU erschienenen Personen und Zahl der auf Grund der VRRU in Betreuung genommenen Personen nach ausgewählten Diagnose-Gruppen (Ergebnisse der in den Jahren 1955 bis 1980 abgeschlossenen VRRU-Aktionen)
a) absolute Zahlen; b) = je 100 000 der zu den VRRU erschienenen Personen

Jahr	Zu den VRRU erschienene Personen	Auf Grund der VRRU in Betreuung genommenen Personen wegen Tbk der Atmungsorgane					
		insgesamt		insgesamt		darunter mit TB-Nachweis	
	(in 1 000)	a	b	a	b	a	b
1955	4 221	32 679	791,5	8 254	199,9	.	.
1956	7 163	47 153	658,3	11 276	157,4	.	.
1957	7 197	39 216	544,9	8 519	118,4	.	.
1958	9 178	43 011	468,7	9 556	104,1	.	.
1959	8 788	37 062	421,7	8 350	95,0	.	.
1960	10 124	39 384	389,0	9 011	89,0	.	.
1961	10 323	38 614	374,0	8 430	81,7	.	.
1962	10 523	34 580	328,6	8 718	82,9	.	.
1963	10 908	31 338	287,3	8 900	81,6	1 543	14,1
1964	11 303	25 553	226,1	8 592	76,0	1 456	12,9
1965	10 954	18 344	167,5	7 161	65,4	1 543	14,1
1966	10 684	17 084	159,9	5 983	56,0	1 283	12,0
1967	10 093	19 890	197,1	5 386	53,4	1 218	12,1
1968	9 576	19 132	199,8	4 567	47,7	1 246	13,0
1969	9 456	17 330	183,3	3 951	41,8	1 248	13,2
1970	9 131	17 317	189,7	3 487	38,2	1 265	13,9
1971	9 499	17 638	165,7	3 232	34,0	1 194	12,6
1972	8 021	13 864	172,8	2 322	28,9	897	11,2
1973	5 895	10 804	183,3	1 569	26,6	675	11,5
1974	5 078	9 386	184,8	1 295	25,5	546	10,8
1975	4 312	7 558	175,3	932	21,6	397	9,2
1976	4 887	8 344	170,8	1 092	22,3	487	10,0
1977	4 202	7 755	184,6	845	20,1	392	9,3
1978	4 684			798	17,0	340	7,3
1979	3 598			601	16,7	223	6,2
1980	4 046			613	15,1	246	6,1

den können oder ob sie ihren gesundheitlichen Nutzen im ganzen Umfang verloren haben. Die VRRU aufzugeben wäre aber nur möglich, wenn die einzelnen PALT alle noch erforderlichen Schirmbilduntersuchungen in ihrer Einrichtung ohne Verzögerung durchführen könnten.

Neue Wege müssen entwickelt und vervollkommnet werden, um den Kranken zu finden. Sie sind im Grunde schon alle vorhanden und müssen nur ausgebaut werden. Das Neue ist, daß sie vom Einzelfall, vom Kranken ausgehen und eine Abkehr von ungezielten Massenmethoden bedeuten.

Die vor etwa 6 Jahren bestätigte Umwandlung der Kreisstellen für Tbk und Lungenkrankheiten in die PALT, die poliklinische Abteilung für Lungenkrankheiten und Tbk sowie die Eingliederung der Lungenheilkunde als Subspezialisierung in die Innere Medizin stellen den entscheidenden Schritt auf diesem neue Wege dar. Durch den Einbau der Tbk-Bekämpfung in das Gebiet der Lungenkrankheiten wird die Möglichkeit der Erkennung und dadurch auch der Behandlung dieser differentialdiagnostisch und therapeutisch nicht einfachen Krankheit Tbk wesentlich wirksamer und umfassender.

Die epidemiologisch bedeutsamste Form der Tbk, die für die Umgebung infektiöse Lungentbk, entwickelt sich gewöhnlich als akute Krankheit mit den Zeichen einer Erkältung mit Husten und Auswurf oder mit sich in kurzen Abständen wiederholenden „Erkältungen", die Krankheitsschüben entsprechen. Die Wahrscheinlichkeit, daß sich hinter einem länger als 3 bis 4 Wochen anhaltendem Husten nach einer aktuen Atemwegserkrankung eine Tbk (bei Männern über 50 J. auch ein Bronchialkarzinom) verbirgt, ist etwa 30- bis 40mal größer als es bei den Personen der Fall ist, deren Infekt in dieser Zeit wieder abgeklungen ist.

Es kommt nur darauf an, daß diese im Grunde sich durch ihre Beschwerden selbst auswählende Risikogruppe der 21-Tage-Huster tatsächlich auch in den PALT untersucht wird. Die Bürger müssen wissen, was sich hinter einem nach einer „Erkältung" länger anhaltendem Husten mit Auswurf oder in kurzer Zeit sich wiederholenden Infekten verbergen kann. Und alle Ärzte, an die sich die Kranken wegen ihrer Beschwerden primär wenden, sind zu unterrichten und davon zu überzeugen, daß es gut ist, ihre Kranken mit solchen Beschwerden einer PALT zu überweisen.

Und schließlich möchte ich auf die Kontaktuntersuchungen, die Untersuchung der Menschen und ihrer Lebensbedingungen in der engeren familiären, der häuslichen und der weiteren Umgebung, auf dem Wege zum und am Arbeitsplatz hinweisen. Damit lassen sich frühzeitig tuberkulöse Veränderungen nachweisen. Wegen der so groß gewesenen Zahl von Kranken und auch wegen der Belastung durch die VRRU sind sie bisher nur nicht optimal durchgeführt worden. Sie erhalten im Stadium der punktweisen, in bestimmten Gebieten lokalisierten und konzentrierten und nicht mehr massenweise, überall anzutreffenden Tbk ihre besondere Bedeutung. Und ich möchte dazu einen Vergleich anführen, der die Situation sehr treffend charakterisiert. Ein erfahrener Pilzsammler wird in einem Gebiete, wo die gesuchten Pilze nicht überall verstreut zu finden sind, so vorgehen, daß er bei Auffinden eines Pilzes die Umgebung systematisch, am besten in Form einer Spirale, abgeht und ihren Umfang so lange vergrößert, bis er keine Pilze mehr findet. Das muß er im einzelnen Falle ganz unterschiedlich lange machen, bevor er an anderer Stelle weitersucht. Und er wird den einmal gefundenen Platz auch bevorzugt nach einiger Zeit wieder aufsuchen, um nach inzwischen herangewachsenen Ablegern zu suchen.

Ich glaube, dieser Vergleich ist eingängig und in der Methode auch für die Tbk verständlich. Und so abwegig ist er auch nicht. Der Mensch ist der mehr oder weniger gute Nährboden für das Tuberkelbakterium. Das hat R. Koch schon bei der Einführung des Begriffs Disposition betont.

Selbstverständlich müssen Risikogruppen, wie die schon einmal krank gewesenen Personen, Silikotiker, Diabetiker, Gesunde Befundträger differenziert nach ihrem unterschiedlichen Erkrankungsrisiko an Tbk weiter überwacht werden. Das Programm der bisherigen ungezielten aktiven Fallsuche könnte weitgehend aufgegeben werden und einer passiven Fallfindung Platz machen, in der der Kranke zu uns kommt oder uns überwiesen wird. Das muß aber Aktivitäten auslösen, einmal, den Kranken schnell zu heilen und andererseits, frische Herde, die durch ihn schon entstanden sind, möglichst frühzeitig zu finden sowie auch nach dem Ausgangsherd, der diese gefundene Erkrankung vielleicht schon verursacht hatte, zu suchen. Daß der Therapie zur Beseitigung der Infektionsquellen eine entscheidende Rolle zukommt, ist wohl selbstverständlich. Für sie muß die erforderliche Zeit aufgebracht werden. Untersuchungen in Madras, Indien, also unter schwierigsten sozialökonomischen und Wohnungsverhältnissen haben gezeigt, daß mit der Feststellung und Behandlung der Infektionsquelle im Jahr nach ihrer Feststellung keine Umgebungserkrankungen mehr aufgetreten sind, selbst wenn der Kranke in seinem häuslichen Milieu verblieb.

In klinischen Trials, wo wir den Kranken kennen und klare Bedingungen vor uns haben, können wir mit einer Heilungschance von 98 bis 99% rechnen und sind Krankheitsrückfälle im Laufe der nächsten 2—3 Jahre nur in 1—2% wahrscheinlich. In der Praxis liegen die Dinge anders. Der Krankheitsfall darf nicht erst durch den Tod erkannt werden, wie das bei uns 1980 in 9% der Fälle von bazillärer Lungentbk der Fall war; der Kranke muß bereit sein, an seiner Genesung mitzuarbeiten. Bei Alkoholikern ist das oft nicht der Fall. Sie stellen einen hohen Prozentsatz der nichtkooperativen Versager und sind unter den Rückfällen in der Mehrzahl. Trotzdem ist die Zahl der Personen mit chronischer Lungentbk in der DDR laufend zurückgegangen. Im Jahre 1980 waren es im ganzen Lande 63, im Jahre 1964 waren es noch 4664 und 1970 1463.

Die hier vorgetragenen Folgerungen aus der bisherigen Entwicklung der Tbk, und es sind nicht alle möglichen und notwendigen vorgetragen worden, erfordern noch weitere Überlegungen, Untersuchungen und Überzeugungsarbeit. Wir haben die Tbk jetzt unter gute Kontrolle gebracht, allerdings mit immer mehr schwindender Effektivität der bisher eingesetzten Methoden.

Ehe das Ziel erreicht ist, mit dem die Ausrottung der Tbk kürzlich von einem Expertengremium der WHO gekennzeichnet wurde, 1 Neuzugang an ansteckender Lungentbk auf 1 Million Einwohner, werden noch mehrere Jahrzehnte vergehen. Dieses Ziel ist nur im Frieden zu erreichen. Solange in der Welt für Rüstung und Kriegsvorbereitung Gelder und Energie aufgebracht werden, die weit die Mittel überschreiten, die erforderlich sind, um überall in der Welt die sozialökonomischen Voraussetzungen zu schaffen, auf deren Grundlage diese Krankheit und nicht nur sie ausgerottet werden kann, wird die Tbk in den Entwicklungsländern eine sehr häufige Krankheit bleiben, auch wenn wir imstande sind, sie im einzelnen Falle mit den zur Verfügung stehenden Mitteln zu heilen. Nicht das Tuberkelbakterium ist in dieser Hinsicht der Feind der Menschen, sondern es ist der Mensch selbst, der seine Möglichkeiten, dem Glück der Menschen zu dienen, nicht erkennt und selbstzerstörerisch egoistische und inhumane Ziele anstrebt.

Die hundertjährige Wiederkehr der Entdeckung des Tuberkelbakteriums durch Robert Koch sollte auch in unserem Lande neue Initiativen im Kampf gegen die Tbk auslösen. So stolz wir auf das Erreichte sein können, so dürfen wir uns nicht selbstzufrieden damit begnügen. Das hieße Stagnation und führte zum Rückschritt.

Da, wo die Tbk noch vorhanden ist und nicht rechtzeitig erkannt wird, ist sie noch genauso gefährlich für das Leben des einzelnen und für die Gemeinschaft wie zu Kochs Zeiten.

In unserem Lande können wir mit Zuversicht in die Zukunft schauen; der soziale Faktor, der den Gang der Tuberkulose mindestens genauso stark beeinflußt wie die spezifischen Maßnahmen, ist optimal wirksam, die unspezifischen und spezifischen Maßnahmen zu ihrer Beeinflussung werden weiter vervollkommnet und optimal gestaltet.

Bei Fragen zur Produktsicherheit wenden Sie sich bitte an:
If you have any questions regarding product safety,
please contact:

Walter de Gruyter GmbH
Genthiner Straße 13
10785 Berlin
productsafety@degruyterbrill.com